一目でわかる
臨床検査
第2版

著

松野 一彦
北海道大学大学院保健科学研究院教授/北海道大学病院検査・輸血部長

新倉 春男
聖ルカ会 パシフィック・ホスピタル副院長/昭和大学医学部客員教授

前川 真人
浜松医科大学医学部臨床検査医学教授/附属病院検査部長

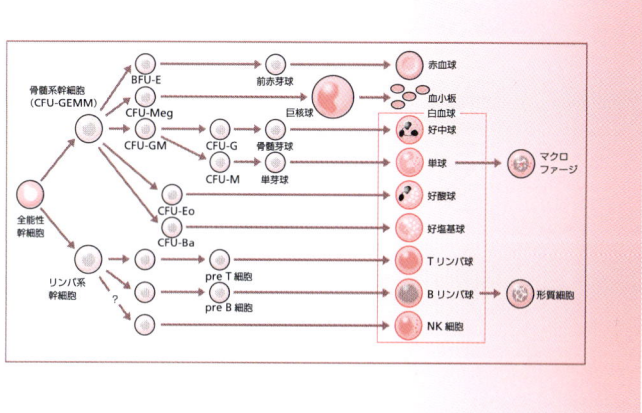

メディカル・サイエンス・インターナショナル

Laboratory Test at a Glance
Second Edition
by Kazuhiko Matsuno, M.D., Haruo Niikura, M.D. and Masato Maekawa, M.D.

©2011 by Medical Sciences International, Ltd., Tokyo

ISBN 978-4-89592-672-0

Printed and Bound in Japan

序 文

　近年の医療では，臨床診断，予後の予測，治療の効果判定，健康診断から疾患の予防まで，あらゆる分野で臨床検査の重要性は増してきている．したがって，医師，看護師，臨床検査技師らすべての医療職にとって，臨床検査の意味を理解することは重要である．しかし現在，検体検査のみでも1,000種類を超える臨床検査のすべてを知ることは容易ではない．

　『一目でわかる臨床検査』は1999年に発刊され，日常の診療および健康診断などで広く利用される基本的な検査について，できる限り図表を多く用いて，検査の一般概念，臨床的意義，異常値の解釈などを簡潔に解説し，好評を得ている．初版以来12年が経過した現在，重要な検査項目も変化してきており，新たな検査方法も加わった．また最近は，多くの臨床の分野で，疾患の診断ならびに治療に関するガイドラインが公表されてきており，その中でいくつかの検査が取り上げられている．

　この『一目でわかる臨床検査 第2版』では，いくつかの検査項目の見直しを図り，新たに血小板機能検査，FDP，Dダイマー，可溶性フィブリンモノマー複合体，シスタチンC，トロポニンなどの心筋マーカー，MMP-3や抗CCP抗体などのリウマチ関連検査，脳性ナトリウム利尿ペプチド(BNP)などの心不全マーカー，骨代謝マーカー，クォンティフェロンなどの結核の検査などを新たに加えた．また一部の項目では最新のガイドラインに沿った検査の選択にも触れることにした．

　第1版は，臨床検査に詳しく長らく内科診療に携わってきた新倉春男先生と検査血液学を中心に臨床検査医学を専門とする松野が担当してきたが，版を改めるにあたって日本臨床検査医学会ならびに日本臨床化学会の中心メンバーとして活躍中の前川真人先生に加わっていただいた．

　旧版と同様に，若手臨床医，研修医，医学生，看護師，看護学生，臨床検査技師をはじめとする医療人ならびにそれを目指す学生諸君が「臨床検査」を知るうえでの指針にしていただければ幸いである．

2011年2月

松野一彦

目 次

I. はじめに
1. 臨床検査の意義，スクリーニング検査 ……………………………………… 2
2. 正常と異常の考え方―基準範囲の概念 ……………………………………… 4

II. 血液・凝固検査
3. 赤血球数（RBC），ヘモグロビン（Hb）濃度，ヘマトクリット（Ht）値 …… 6
4. 網赤血球数 ……………………………………………………………………… 8
5. 白血球数と白血球分画 ………………………………………………………… 10
6. 血小板数，出血時間，血小板機能検査 ……………………………………… 12
7. 末梢血液像 ……………………………………………………………………… 14
8. プロトロンビン時間（PT），活性化部分トロンボプラスチン時間（APTT），
   フィブリノゲン ………………………………………………………………… 16
9. フィブリノゲン・フィブリン分解産物（FDP），D ダイマー，
   可溶性フィブリンモノマー複合体 …………………………………………… 18

III. 生化学検査
10. AST（GOT），ALT（GPT） …………………………………………………… 20
11. 乳酸脱水素酵素（LDH，LD） ………………………………………………… 22
12. アルカリホスファターゼ（ALP），γグルタミルトランスペプチダーゼ
    （γ-GTP），ロイシンアミノペプチターゼ（LAP） ………………………… 24
13. ビリルビン ……………………………………………………………………… 26
14. 血清総タンパクとその分画 …………………………………………………… 28
15. 血糖値，グリコヘモグロビン（HbA1C），グリコアルブミン ……………… 30
16. 血清鉄（Fe），総鉄結合能（TIBC），不飽和鉄結合能（UIBC），
    フェリチン ……………………………………………………………………… 32
17. 総コレステロール，HDL コレステロール，LDL コレステロール，
    トリグリセリド ………………………………………………………………… 34
18. 尿素窒素，クレアチニン，クレアチニンクリアランス，
    シスタチン C …………………………………………………………………… 36
19. 尿 酸 …………………………………………………………………………… 38
20. クレアチンキナーゼ（CK） …………………………………………………… 40
21. アミラーゼ，リパーゼ ………………………………………………………… 42
22. コリンエステラーゼ（ChE） ………………………………………………… 44

IV. 免疫・血清検査

23. C反応性タンパク(CRP)，血清アミロイド(SAA)，赤沈(血沈) *46*
24. 心筋マーカー〔トロポニン，心臓型脂肪酸結合タンパク(H-FABP)〕 *48*
25. リウマトイド因子(RF)，抗CCP抗体，MMP-3 ...... *50*
26. 自己抗体，抗核抗体 *52*
27. B型肝炎ウイルス(HBV)，C型肝炎ウイルス(HCV) *54*
28. ヒト免疫不全ウイルス(HIV) *56*
29. 脳性ナトリウム利尿ペプチド(BNP)，NT-proBNP *58*
30. 骨代謝マーカー(骨吸収と骨形成) *60*
31. 甲状腺ホルモン検査 *62*
32. 結核：ツベルクリン反応とクォンティフェロン *64*

V. 腫瘍マーカー

33. 特異的腫瘍マーカー *66*
34. 非特異的腫瘍マーカー *68*

VI. 尿・便検査

35. 尿比重 *70*
36. 尿タンパク *72*
37. 尿　糖 *74*
38. 尿ウロビリノゲン，尿ビリルビン *76*
39. 尿沈渣 *78*
40. 便潜血 *80*

索　引 *82*

注　意

本書に記載した情報に関しては，正確を期し，一般臨床で広く受け入れられている方法を記載するよう注意を払った．しかしながら，著者ならびに出版社は，本書の情報を用いた結果生じたいかなる不都合に対しても責任を負うものではない．本書の内容の特定な状況への適用に関しての責任は，医師各自のうちにある．

　著者ならびに出版社は，本書に記載した薬物の選択，用量については，出版時の最新の推奨，および臨床状況に基づいていることを確認するよう努力を払っている．しかし，医学は日進月歩で進んでおり，政府の規制は変わり，薬物療法や薬物反応に関する情報は常に変化している．読者は，薬物の使用に当たっては個々の薬物の添付文書を参照し，適応，用量，付加された注意・警告に関する変化を常に確認することを怠ってはならない．これは，推奨された薬物が新しいものであったり，汎用されるものではない場合に，特に重要である．

一目でわかる臨床検査

1 臨床検査の意義，スクリーニング検査

学習の目標 ｜ 臨床検査の意義を十分に理解し，問診，診察を踏まえて臨床検査を正しく選択できるようになる．

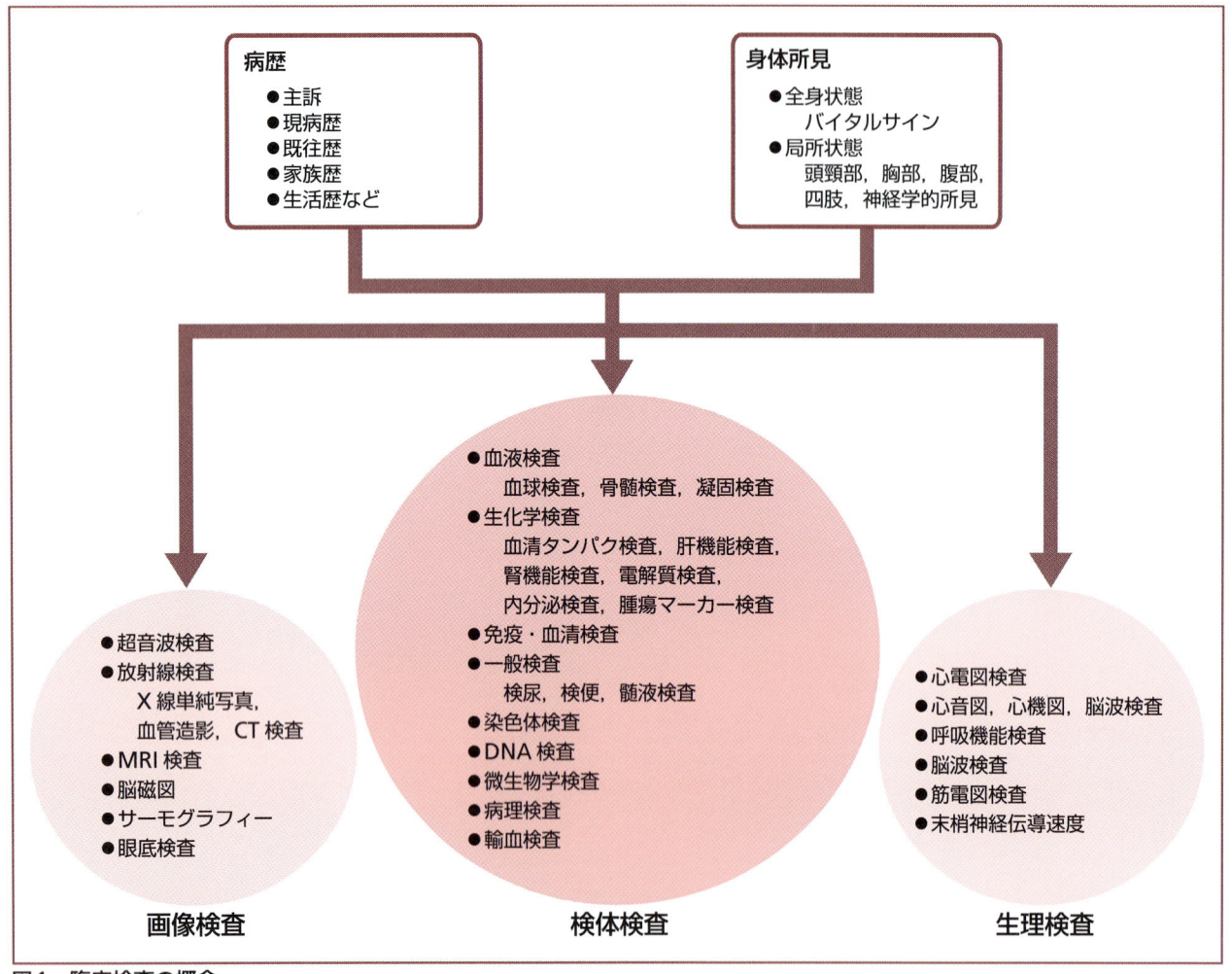

図1 臨床検査の概念

　患者の病態診断は以下の3つのアプローチからなる．まず第一は患者の訴えをよく聞くことであり，これを問診といい，主訴(chief complaint)，現病歴(present history)，既往歴(past history)，家族歴(family history)などからなる．第二は患者を診察して身体所見をとることである．これには，肥満があるかなどの全身所見と，リンパ節腫脹があるかなどの局所所見とがある．第三が臨床検査であり，問診と身体所見のデータから，次にどんな検査を選択すべきかが決まってくる．この2つの前提なしにむやみに検査をオーダーすることは，医療費の無駄遣いのみならず，診断へのアプローチを混乱させ，結果の解釈の際に落とし穴(ピットホール)に陥る原因ともなる．

　臨床検査は，患者から得られた血液，尿などの検体を対象とする検体検査と，患者自身が検査室に足を運んで検査を受ける心電図検査，脳波検査，呼吸機能検査などの生理検査，および超音波検査，MRI検査，X線検査などの画像検査に大別される(図1)．どの検査も医療技術の進歩により解析能の向上はめざましいものがある．しかし，いずれの検査にも特性と限界がある．それぞれの検査の原理を理解し，限界をわきまえて，その特性を生かした検査の選択および，より効率的な検査の組み合わせが重要である．

問 診

　患者の最も大事な訴えを主訴とよび，主訴がどのように経過して現在に至ったかを現病歴という．そしてこれまでどのような病気にかかったことがあるかを既往歴，家族に特別の病気の人がいることを家族歴といい，いずれも診断のための重要な情報を与えてくれる．またその患者がどこで生まれ育ったのか，女性であれば妊娠・出産の有無，海外渡航歴，日常どのような生

表1 初期診療におけるスクリーニング検査

基本的検査(1)(いつでもどこでも必要な検査)

1.	尿検査	タンパク,糖,潜血
2.	血液検査	白血球数,ヘモグロビン,ヘマトクリット,赤血球数,赤血球恒数(指数)
3.	C反応性タンパク(CRP)	
4.	血液化学検査	血清総タンパク濃度,アルブミン〔アルブミン/グロブリン比(A/G比)〕

基本的検査(2)(入院時あるいは外来初診でも必要のあるとき行う)

1.	尿検査	色調,混濁,pH,比重,タンパク,糖,潜血,尿沈渣
2.	血液検査	白血球数,ヘモグロビン,ヘマトクリット,赤血球数,赤血球恒数(指数),血小板数,末梢血液像
3.	化学検査	血清総タンパク濃度,血清タンパク分画,随時血糖(またはヘモグロビンA1c),総コレステロール,中性脂肪,AST,ALT,LDH,ALP,γ-GT,コリンエステラーゼ,尿素窒素,クレアチニン,尿酸
4.	糞便検査	潜血反応
5.	血清検査	CRP,HBs抗原・抗体検査,HCV抗体,梅毒血清反応
6.	胸部単純X線撮影	
7.	腹部超音波検査	
8.	心電図検査	

日本臨床検査医学会包括医療検討委員会の『臨床検査のガイドライン2005/2006』の中の「初期診療の検査オーダーの考え方」

活をしているか,などの生活歴(life history)も重要である.

身体所見

診察によって得られる所見で現症(present status)ともいう.身体診察には,視診,触診,打診,聴診があり,正確かつ詳細な診察技術によって的確な身体的情報が得られる.高い診察技術をマスターするには,疾患に対する十分な知識と経験が必要である.身体所見は,体格,栄養状態などの全身所見と局所所見とに分けられる.

臨床検査の種類
検査対象による分類

検体検査:尿,糞便,喀痰,各種分泌物などの患者からの排出物と,血液,脳脊髄液,消化液,関節液,胸水,腹水,骨髄など生体から針などを用いて採取する検体とがある.内容は**図1**のとおりで,得られる結果の内容から定性検査(正常か異常か,陰性か陽性か),半定量検査(1+,2+,3+など),定量検査(連続量で表現)に分けられる.

生体検査:患者に直接,接して行う検査であり,多くは生理検査とよばれる心電図,脳波,呼吸機能検査であるが,出血時間や毛細血管抵抗試験なども含まれる.

機能検査:主要な臓器の機能をみる検査を意味し,いくつかの検査を組み合わせて判定するのが広義の機能検査で,肝機能検査,腎機能検査がその代表である.狭義には,生体に刺激を与えてその結果から生体機能を推測するもので,種々の内分泌機能試験や糖負荷試験などが含まれる.

臨床的役割による分類

日常検査(ルーチン検査):患者の一般的な病態を把握するための検査で,病院でのスクリーニング検査や健康診断,人間ドックで行われる検査の多くはこれに含まれる.

特殊検査:患者の病態について,より詳細な情報を得るために,ある限定された臓器,組織,細胞を対象とした検査や負荷試験,あるいは病態解明のための研究的検査などが含まれる.

緊急検査:早急な診断や治療方針の決定,あるいは経過および治療効果判定のために迅速に検査結果を出すための検査で,内容は日常検査に含まれるものである.病院の診療時間であるか否かを問わず,救命救急のために行われる真の緊急検査と,短時間で検査結果が必要なとき日常検査の流れの中で臨時に早く結果を出す必要のある至急検査とがある.

サイドメモ
臨床症状に合致しない検査異常値を呈することがある.例えばCA19-9やCA125などの腫瘍マーカーが高値をとると,膵癌や卵巣癌を疑って検査を進めることになるが,時に精査によっても全く腫瘍がみつからないことがある.この偽高値は,検体中のヒト抗マウス抗体(HAMA)の存在により免疫学的測定で偽陽性反応を示したもので,同様の免疫学的測定によるホルモン検査でも起こりうる.したがって,検査結果は病歴や身体所見と合わせて判断すべきである.

重要ポイント
臨床検査は多くの重要な情報を与えてくれるが,これらはいずれも病歴や身体所見の裏づけがあってはじめて意義のある情報となることを常に銘記すべきである.

スクリーニング検査

臨床検査は極めて客観性の高い情報を提供するとともに,患者が明らかな症状を示す前に,生体内の変化を提示するという利点をもっている.したがって,健康診断や初診時に一定の基本的検査を行うことによってふるい分けを行うことができる.これがスクリーニング検査である.2,000項目を超える臨床検査がある現在,健診や初診時に漏れなく広範囲の検査を行うことは不可能であり,医療費の浪費にもつながり,無意味である.

そこで,あらかじめ設定された必要最小限の検査項目について検査を行い,その結果から病態の概略を把握し,問診や診察で得られた情報とともに診断を推定し,次の段階の検査へと進むのが合理的である.

日本臨床検査医学会包括医療検討委員会の『臨床検査のガイドライン2005/2006』の中の「初期診療の検査オーダーの考え方」では,初期診療に必要なスクリーニング検査(**表1**)として,いつでもどこでも必要な基本的検査(1)と,入院時あるいは外来初診時の必要なときに行う基本的検査(2)に分けて提案している.

〈松野一彦〉

2 正常と異常の考え方——基準範囲の概念

学習の目標 臨床検査の基準範囲設定の問題点と感度，特異度の概念を十分に理解する．

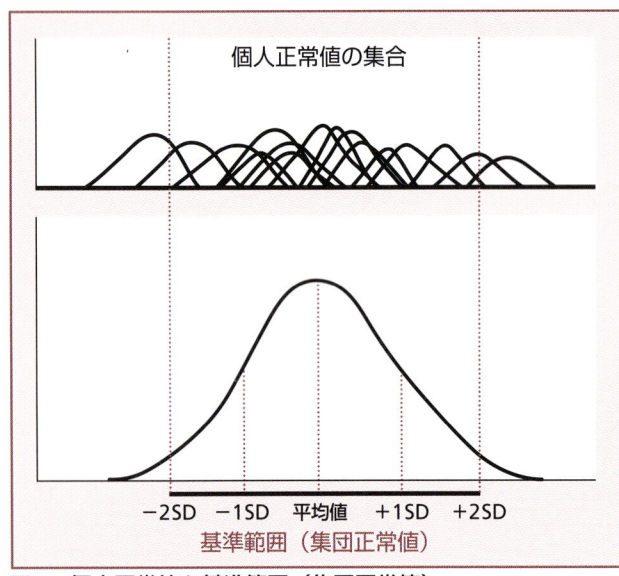

図1 個人正常値と基準範囲（集団正常値）

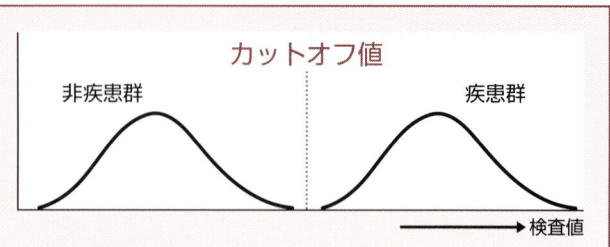

図2 理想的な検査でのカットオフ値

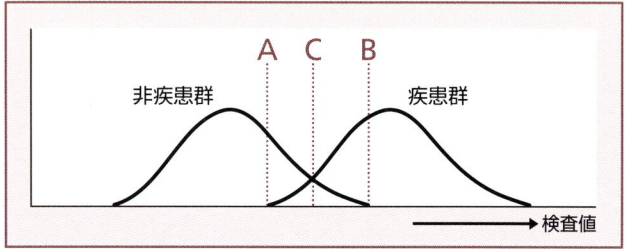

図3 通常の検査でのカットオフ値の設定

正常値とは健常者が示す検査値と考えられるが，いわゆる「正常値」には個人正常値と集団正常値があり，後者は正常範囲ともよばれる（図1）．個人正常値とは，ある健康な個人が示す検査値であるが，繰り返し測定すると変動の幅がかなりある．これを生理的変動とよび，さらに測定上の技術的変動もある．一個人がこの変動の幅を超えた値をとったときに真の異常値とよぶ．しかし，すべての人々で個人ごとの変動幅（個人正常範囲）を知ることは現実には困難である．そこで集団正常値，正常範囲という概念が導入されることになる．

集団正常値を求めるには通常，多数の健常者を選んで一定の条件下で検体を採取し，一定の条件で測定を行い，その結果を統計処理して，平均値±2標準偏差（standard deviation：SD）を正常範囲としている．このようにしてつくられた「正常値」あるいは「正常範囲」という物差しを用いると，患者の検査結果が「正常」か「異常」かを判断するのは容易であるように思われる．しかし，「正常値」，「正常範囲」という概念には後述するような種々の問題点が含まれている．これを十分に理解したうえで，「正常」と「異常」を判別しなければならない．最近はこのような「正常値」，「正常範囲」のもつ問題点を解決するため，これに代わる「基準値」，「基準範囲」という新しい概念が導入されてきている．

「正常値」，「正常範囲」の問題点

まず正常範囲をつくるには多数の健常者を集めなければならないが，この集団の中に隠れた病気をもつ人がまったく含まれていないという保証はない．通常，集められた健常者と思われる中から性，年齢，生活習慣などに関する問診と主要な検査を行い，一定の基準に基づいて除外することになる．しかしどの程度の飲酒者から除外するか，どの程度の血圧の異常から除外するかなど，問題は残されている．

次にこれらの集団に対して一定の条件に基づいて測定が行われ，統計処理によって「平均値±2SD」という正常範囲がつくられる．この平均値±2SDの範囲には集団の95％が含まれることになるので，この健常と思われる集団のなかでも5％は異常と判断されることになる．また逆に，95％の基準範囲内に入っていても，ある個人によっては個人正常値から大きく隔たっていて異常ということもありうるので，正常範囲内にあっても必ずしも正常とは限らないということになる．

また一般の人々にとって「正常である」あるいは「正常範囲内である」という言葉は，「正常であって病気はない」と保証したようにとられる．このように「正常値」や「正常範囲」という表現は必ずしも適切でない場合があり，誤解を招くこともあるため，最近これに代わって「基準値」，「基準範囲」（reference interval）という語を用いるようになってきている．これは単に言葉の置き換えだけではなく，従来の「正常範囲」の設定よりも，もっときめ細かく，性別，年齢別（小児基準範囲や高齢者基準範囲）などの設定が試みられている．

カットオフ値

検査値の正常と異常の判定に用いられる境界値のことで，特に対象疾患に特異性の高い検査で，この概念が用いられる．このカットオフ値から「異常あり（陽性）」と「異常なし（陰性）」の判別がなされる．例えば，血清αフェトプロテイン（α-fetoprotein：

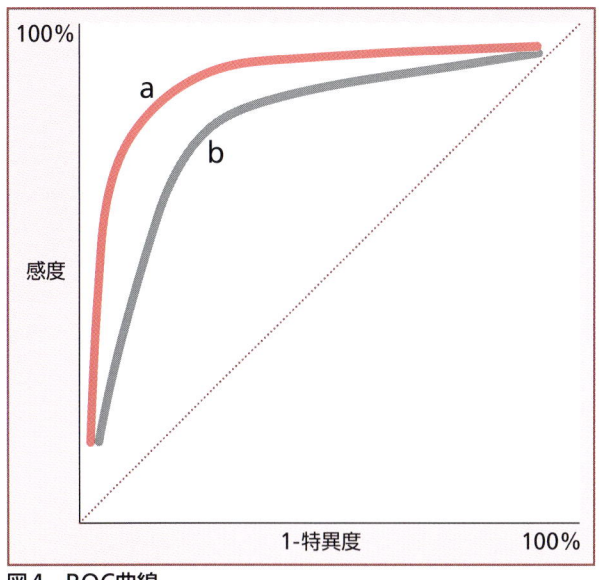

図4　ROC曲線

サイドメモ

生理的変動：検査値は，体位，食事，運動などで変動し，生理的変動とよばれる．例えば，臥位から立位に体位を変換すると，循環血液量の多くが下方に移動して水電解質の組織間への移行を促進する．そのため臥位に比べて立位で総タンパク，アルブミン，総コレステロールが高値をとり，さらに圧受容体が作動してカテコラミン，レニン活性が上昇する．また食事をすると中性脂肪，血糖，インスリンなどが高値をとる．さらに激しい運動後には，クレアチンキナーゼ(CK)，乳酸脱水素酵素(LD)，アスパラギン酸アミノトランスフェラーゼ(AST)などの筋由来の酵素が上昇する．

高齢者基準範囲：成人の基準範囲に比べ，男女とも赤血球数，ヘモグロビン濃度，ヘマトクリット値は低く，血清クレアチニン値は高くなる．

AFP)は肝癌を診断する腫瘍マーカー検査であるが，手術や血管造影などの画像診断によって肝癌の診断が確定している症例のAFP値と非肝癌症例のAFP値の分布を描くと，多くは両者の間にオーバーラップがある．両群が完全に分離していれば，2群の中間にカットオフ値を設定すればまったく問題はないが(図2)，オーバーラップがあればどこにカットオフ値を設定するかによって解釈が異なってくる(図3)．

カットオフ値を肝癌患者がすべて含まれるところに設定すれば(図3のラインA)，肝癌患者はすべて陽性になるが，一部では肝癌でないものも陽性(偽陽性)を示すことになり，このようなカットオフ値の設定をした場合には，この検査の肝癌診断に対する感度は良好(100%)であるが，特異度は劣ることになる．逆にカットオフ値を非肝癌患者がすべて含まれるところに設定すれば(図3のラインB)，非肝癌患者はすべて陰性となるが，肝癌患者でも陰性を示すものがあり(偽陰性)，特異度は良好(100%)であるが，感度は劣ることになる．

実際には偽陽性も偽陰性もできるだけ少ない，すなわち感度，特異度ともに良好な，ほぼ中間のところ(図3のラインC)にカットオフ値を設定することになる．

感度

検査の感度(sensitivity)とは，ある疾患を有する患者に対して検査を行ったとき異常値を示す確率のことで，これが高いほど疾患を見つけ出す能力(つまり感度)が高いことになる．具体的には，ある疾患を有する患者に検査を行い，陽性(異常)となったものを「真陽性」，陰性(正常)になったものを「偽陰性」とし，その疾患ではない者に同じ検査を行い，陽性となったものを「偽陽性」，陰性となったものを「真陰性」とすると，感度は真陽性/(真陽性＋偽陰性)で求められる．

特異度

検査の特異度(specificity)とは，ある疾患をもたない人たちに対して検査を行ったところ正常値(陰性)を示す確率のことで，これが高いほど正常値を示したときに本当に疾患がない確率が高くなる．具体的には，ある疾患をもたない人たちに対して検査を行い，陰性(正常)となった者を「真陰性」，陽性(異常)となった者を「偽陽性」とすると，特異度は真陰性/(偽陽性＋真陰性)で求められる．

ROC曲線

受診者動作特性曲線(receiver operating characteristics curve：ROC曲線)とは，カットオフ値を変えたときの感度と特異度の変化を記録した曲線(図4)をいい，1つの疾患を診断するために数種類の検査を行ったときの，診断能力の比較や適切なカットオフ値の設定に用いることができる．

カットオフ値を変化させながら求めた感度をY軸に，1-特異度をX軸にプロットして曲線を描く．診断能力の高い性能のよい検査ほどROC曲線は左上に近づき(図4の曲線a)，正常との判別が悪い検査ほどY＝Xの45°の直線(図4の曲線b)に近づく．またROC曲線のうち左上(感度100%，1-特異度0%の点)に最も近い点のカットオフ値が最も臨床的に有効な値ということになる．

将来の展望

理想的には，各施設で測定されている検査項目ごとに，各疾患における診断の感度，特異度が明記されることが望まれる．

〈松野一彦〉

3 赤血球数(RBC), ヘモグロビン(Hb)濃度, ヘマトクリット(Ht)値

学習の目標 これらの検査値に基づいて貧血の診断と分類の方向づけができ,また病因が推定できる.自動血球計数器では赤血球指数が自動的に表示されるので,必ずその値を評価するように習慣づける.

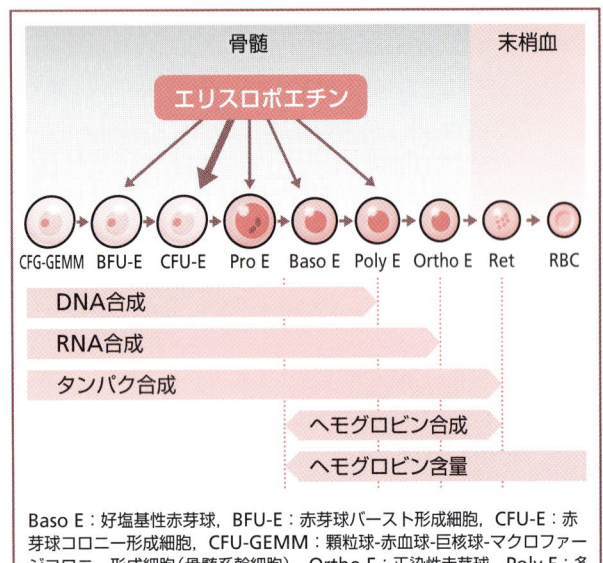

図1 赤血球系細胞の分化成熟過程と核酸・タンパク・ヘモグロビン合成およびエリスロポエチンの作用

Baso E:好塩基性赤芽球,BFU-E:赤芽球バースト形成細胞,CFU-E:赤芽球コロニー形成細胞,CFU-GEMM:顆粒球-赤血球-巨核球-マクロファージコロニー形成細胞(骨髄系幹細胞),Ortho E:正染性赤芽球,Poly E:多染性赤芽球,Pro E:前赤芽球,RBC:成熟赤血球,Ret:網赤血球

赤血球は骨髄系幹細胞(CFU-GEMM)から分化・成熟した細胞であり,この過程には,造血刺激因子としてエリスロポエチン(erythropoietin:Epo)が必須である.Epoは腎で産生され(一部は肝),赤芽球コロニー形成細胞(CFU-E)に最も強く作用し,その成熟・増殖,ヘモグロビン(hemoglobin:Hb)産生を促す.細胞の成熟・増殖にはデオキシリボ核酸(deoxyribonucleic acid:DNA)の合成が必須であり,造血必須物質として葉酸,ビタミンB_{12}を必要とする.

Hbの産生は好塩基性赤芽球の段階で始まり,微量ではあるが網赤血球でも認められる.赤芽球は骨髄で核が除かれ(脱核),網赤血球として循環血液中に出ていく(図1).Hbはタンパクであるグロビンと鉄を有するヘムとで構成される複合タンパクである.鉄を結合したトランスフェリンは,赤芽球の膜に存在するトランスフェリン受容体に結合し,エンドサイトーシスによって鉄が細胞質内に取り込まれ,ミトコンドリアに運ばれ,プロトポルフィリンに組み込まれてヘムが合成される.ヘムはリボソームで生成されたグロビンと結合し,Hbとなる(図2).

赤血球数(RBC)

従来,赤血球数(red blood cell count:RBC)はメランジュールを用いた視算法で測定されていたが,現在は特別な事情がない限り,自動血球計数器で測定される.またHb濃度やヘマトクリット(hematocrit:Ht)値など他の赤血球検査値や赤血球指数も同時に測定されるので,赤血球数のみで異常の有無を判定することはない.

赤血球数に影響を与えるのは,①造血幹細胞の量および質的異常,②DNA合成の異常(葉酸,ビタミンB_{12}の欠乏あるいは代謝障害),③Epoの異常,④出血および溶血による赤血球の喪失,である.

①では減少するもの(貧血)として再生不良性貧血や赤芽球癆が,増加するもの(多血症)として真性多血症がある.②では巨赤芽球性貧血などがある.③では腎性貧血とEpo過剰分泌による二次性多血症がある.④では急性出血と各種の溶血性貧血,が代表的なものとしてあげられる.

Hb合成障害である軽~中等症の鉄欠乏性貧血や軽症のサラセミアでは,RBCは正常にとどまることが多い.

ヘモグロビン(Hb)濃度

赤血球の機能が酸素の運搬と供給であることから,その機能に直結するHbの量あるいは質的な異常が臨床症状の発現をもたらす.したがって,貧血の診断と重症度の判定には,3つの赤血球検査のうち,Hb濃度の測定が最も重要かつ不可欠である.Hb濃度の低下は赤血球産生障害によるもののほかに,①鉄欠乏性貧血,まれな疾患である無トランスフェリン血症,②プロトポルフィリン-ヘム合成の異常による鉄芽球性貧血,③グロビン合成の異常であるサラセミア(地中海貧血)があり,Hb生成の低下によって小球性低色素性赤血球が出現するのが特徴である.

> **サイドメモ**
> 成人のHbの約98%はグロビン鎖がα鎖2本とβ鎖2本で構成されるHbAであり,約2%はα鎖2本とδ鎖2本で構成されるHbA_2である.α鎖2本とγ鎖2本で構成される胎児ヘモグロビン(HbF)は1%未満である.

ヘマトクリット(Ht)値

全血に占める赤血球の容積率である.通常,Ht値はHb濃度と平行関係を示すので,臨床的意義はHb濃度とほぼ同様と考えられるが,特に臨床的に意義が深いのは多血症(赤血球増加症)の場合である.血液粘稠度に最も大きな影響を与えるのが赤血球であり,Ht値の上昇に伴い血液粘稠度は上昇し,特にHt値60%以上では血液粘稠度の上昇は急峻となる.絶対的にせよ相対的(血液濃縮)にせよ,Ht値の上昇は過粘度症候群の危険性をもたらすので,治療上必須の検査である.

赤血球指数

貧血の診断には,RBC,HbおよびHtの三者から下記の式で計算される平均赤血球容積(MCV),平均赤血球Hb量(MCH),平均赤血球Hb濃度(MCHC)が極めて有用であり,これらの赤

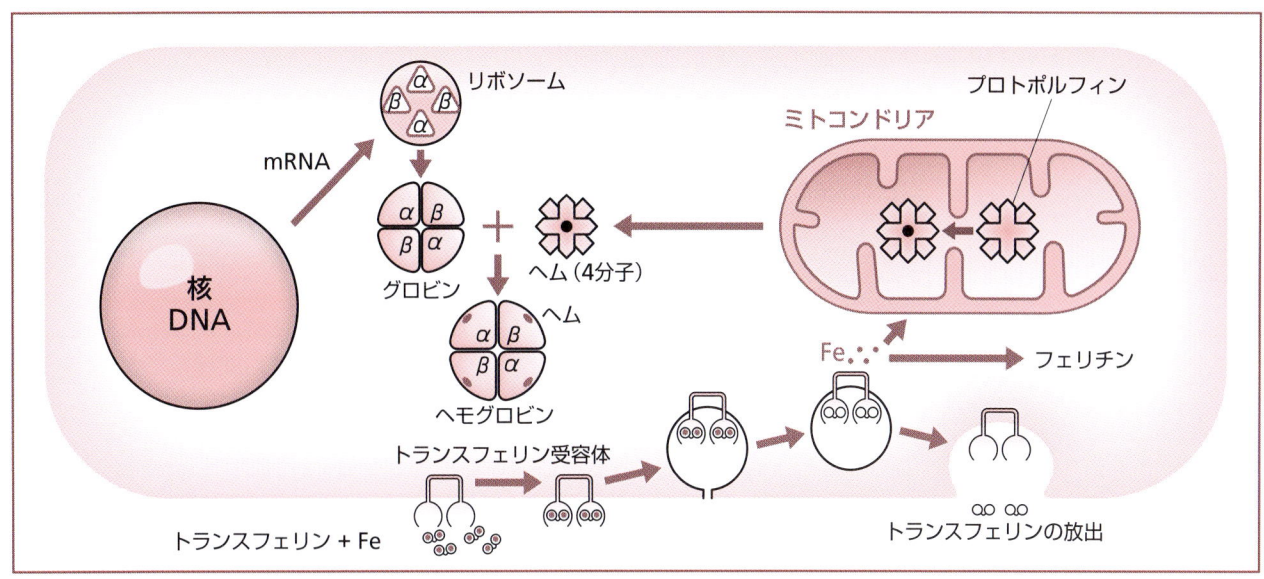

図2 赤芽球の鉄の取り込みとヘモグロビンA（$\alpha_2\beta_2$）合成

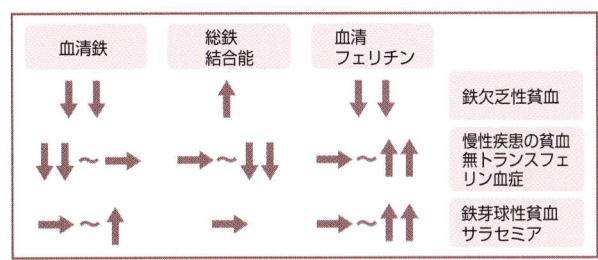

図3 小球性低色素性貧血の診断

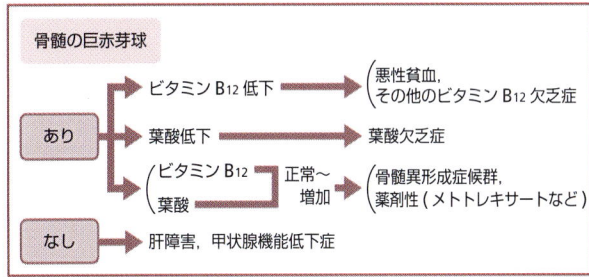

図4 大球性貧血の診断

表1 基準範囲（成人）

	男 性	女 性
RBC（$\times 10^6/\mu L$）	4.27〜5.70（平均 4.99）	3.76〜5.00（平均 4.35）
Hb（g/dL）	13.5〜17.6（15.5）	11.3〜15.2（13.1）
Ht（%）	39.8〜51.8（45.6）	33.4〜44.9（39.1）

> **重要ポイント**
> 小球性低色素性貧血の多くは鉄欠乏性貧血であるが，逆に鉄過剰となる，慢性疾患に伴う貧血，鉄芽球性貧血，サラセミアなどがあることを念頭におき，鉄に関する検査（16章参照）を必ず行う．

血球指数から貧血を3種類に分類できる．

$$MCV(fl) = \frac{Ht(\%)}{RBC(\times 10^6/\mu L)} \times 10 \quad 基準範囲：83〜100$$

$$MCH(pg) = \frac{Hb(g/dL)}{RBC(\times 10^6/\mu L)} \times 10 \quad 基準範囲：27〜34$$

$$MCHC(\% か g/dL) = \frac{Hb(g/dL)}{Ht(\%)} \times 100 \quad 基準範囲：32〜36$$

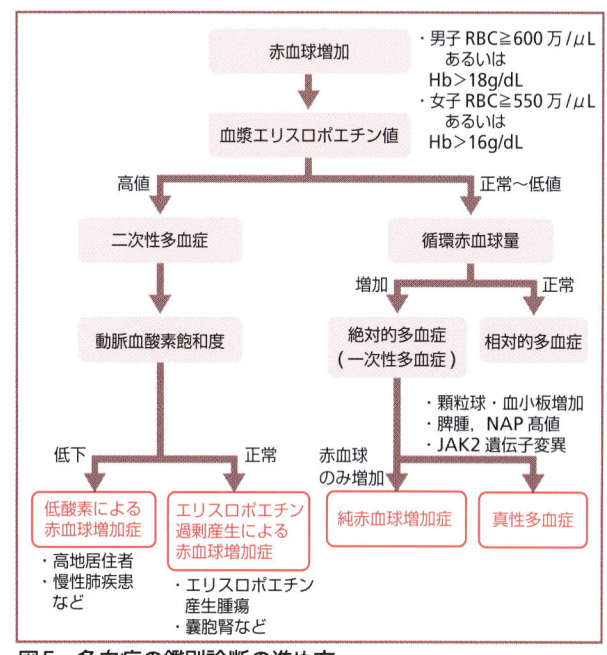

図5 多血症の鑑別診断の進め方

小球性低色素性貧血	正球性正色素性貧血	大球性貧血
MCV＜83	MCV 83〜100	MCV＞100
MCH＜27	MCH 27〜34	MCHC 32〜36
MCHC＜32	MCHC 32〜36	

図3，4に小球性低色素性貧血および大球性貧血の診断の手順を示す．

多血症（赤血球増加症）

赤血球が基準値以上に増加した状態で，男性では RBC 600万/μL 以上，Hb 18 g/dL 以上あるいは Ht 54％以上，女性では RBC 550万/μL 以上，Hb 16 g/dL 以上あるいは Ht 47％以上をさす．脱水状態など血液が濃縮されても，これらの値は上昇するので，正確な判定にはラジオアイソトープを用いた循環赤血球量測定が必要である．図5に鑑別診断の進め方を示す．

（新倉春男）

4 網赤血球数

学習の目標 | 網赤血球増減の機序を理解し，貧血の診断に応用できる．

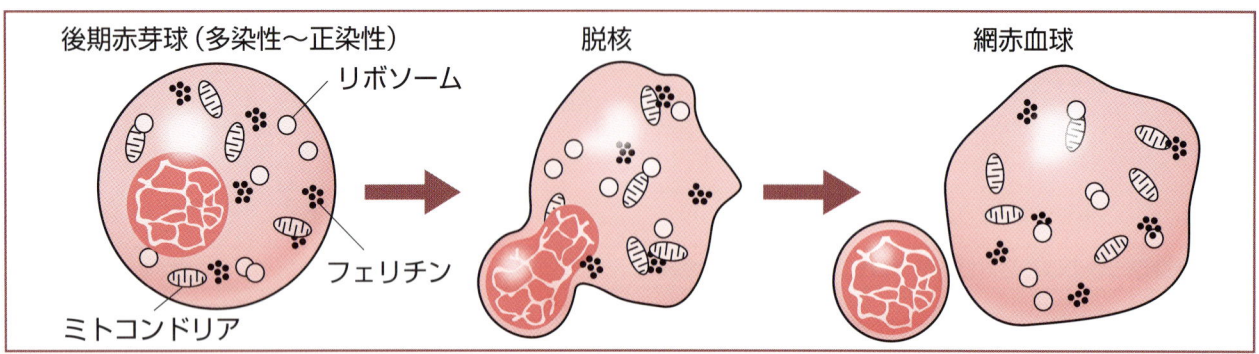

図1 網赤血球の形成（電子顕微鏡模式図）

網赤血球（reticulocyte）は後期赤芽球が脱核して生じる最も幼若な赤血球であり，この段階で初めて末梢血液中に出現する（図1）．リボソームと少数のミトコンドリアを有しており，若干のヘモグロビン合成能も残っている．これをブリリアントクレシルブルーやニューメチレンブルーで超生体染色（固定せずに生の血液のままで染色する方法）すると，リボ核酸（ribonucleic acid：RNA）を含むリボソームが凝集して網状構造として認められるので網（状）赤血球とよばれる（図2）．

成熟赤血球に比べ大型で，比重は軽く，位相差電子顕微鏡で観察すると表面は平滑でなく皺がよっており，形もいびつである．正常では脱核後約2日間は骨髄にとどまり，末梢血に出て1～2日で網状構造は失われ，円盤状の成熟赤血球となる．この過程で脾臓が重要な役割を果たしていると考えられる．網赤血球は普通染色では多染性赤血球に相当する．骨髄内での2日間の成熟期間よりも早く末梢血に出た網赤血球はリボソームの含有量が多いため青味が強く染まり，シフト網赤血球（shift reticulocyte）とよばれる．

網赤血球は生まれたての赤血球であり，その増減は骨髄の赤血球産生能を反映している．したがって，貧血があって骨髄で赤血球産生が亢進していれば網赤血球は増加し，逆に骨髄で赤血球産生が低下していれば網赤血球は減少する．

測定法とその評価法

少量の血液と好塩基性色素とを混ぜ合わせて染色する．超生体染色を行う．

好塩基性色素としてニューメチレンブルーとブリリアントクレシルブルーが用いられるが，前者が鮮明かつ均一に染まるので，これが用いられることが多い．

鏡検下で，網赤血球を含めた赤血球を1,000～2,000個カウントする間に認められる網赤血球の数を，赤血球に対する百分率で表す．現在では自動血球計数装置でも測定される．

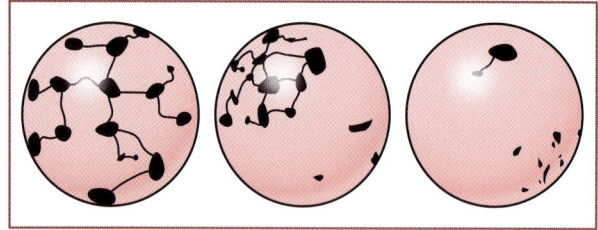

図2 超生体染色によって認められる網状構造

- **基準範囲**：0.8～2.5％

この値は相対値であるので，骨髄の赤血球産生能を評価するためには絶対数に換算する必要がある．

網赤血球絶対数＝赤血球数×網赤血球（％）

- **基準範囲**：40,000～80,000/μL

40,000/μL 未満は減少と考えられる．

しかし貧血があると骨髄は代償機能があるため，貧血に相応した赤血球産生の亢進を示す．この場合，未熟な網赤血球も末梢血に動員されるので（シフト網赤血球），末梢血中での網赤血球としての寿命が長くなる．これを考慮して考案されたのが網赤血球産生指数（Hillman & Finch）である．

$$\text{網赤血球産生指数} = \text{網赤血球数実測値（％）} \times \frac{\text{Ht（％）}}{45\text{（％）}} \times \frac{1}{\text{網赤血球寿命（日）}}$$

各ヘマトクリット（hematocrit：Ht）値の網赤血球寿命（成熟期間）は以下のとおりである．

【45％：1日，35％：1.5日，25％：2日，15％：3日】

貧血時，網赤血球産生指数が3以上ならば赤血球産生反応良好，2以下なら反応不良と判定する．

再生不良性貧血や抗腫瘍薬投与時などの骨髄抑制時，巨赤芽球性貧血（ビタミンB_{12}欠乏，葉酸欠乏）や骨髄異形成症候群などの無効造血では網赤血球は減少する．特に赤芽球癆は骨髄中の赤芽球のみが極度に減少する病態であり，網赤血球はほと

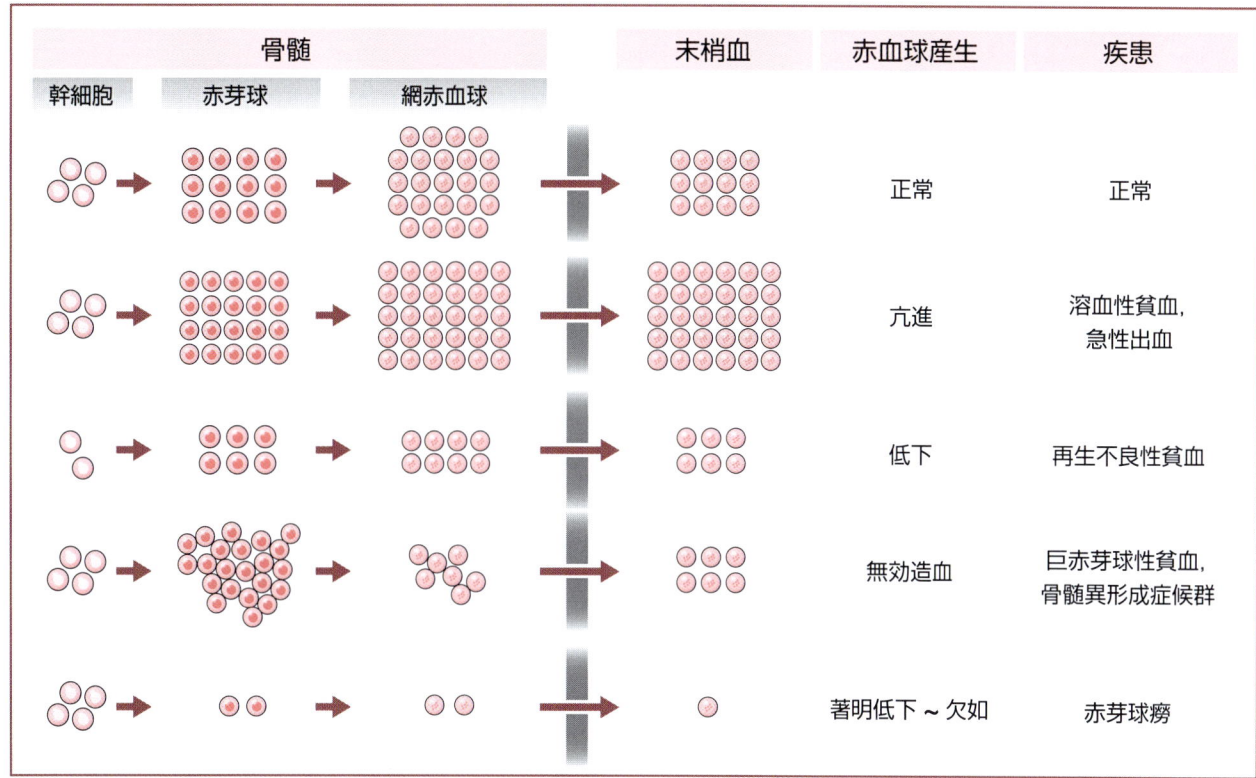

図3　網赤血球産生と各種の病態

んどゼロである．一方，急性出血，溶血性貧血では増加する(図3)．鉄欠乏性貧血や巨赤芽球性貧血の治療開始後に急激かつ著明な網赤血球増加がみられ，網赤血球クリーゼ(分利)とよばれる．

網赤血球数による正球性正色素性貧血の鑑別診断

正球性正色素性貧血群にはさまざまな機序により起こる貧血が含まれており，診断を進めていくうえで網赤血球数の増減が最初のステップとして重要である．

網赤血球増加の場合

溶血性貧血か急性出血が考えられる．黄疸がなく，網赤血球増加を伴う急激な貧血の進行があれば急性出血を疑って検索を進めなければならない．溶血性貧血では軽度ないし中等度の黄疸が認められる(溶血性黄疸)．

　溶血スクリーニングテストとして血清間接ビリルビン値上昇，血清ハプトグロビン値低下，乳酸脱水素酵素(lactate dehydrogenase：LDH)(アイソザイムⅠ型優位)値増加がみられる．溶血の所見が認められたら，クームス(Coombs)試験(抗グロブリン試験)を行う．

　直接クームス試験が陽性ならば自己免疫性溶血性貧血と診断される．クームス試験が陰性の場合，赤血球の形態の観察により，球状赤血球症，楕円赤血球症，鎌状赤血球症，破砕赤血球症候群などが診断されるが，確定診断には球状赤血球症では浸透圧脆弱性試験，鎌状赤血球症ではヘモグロビン(hemoglobin：Hb)分析が必要である．ハム(Ham)試験は発作性夜間ヘモグロビン尿症(paroxysmal nocturnal hemoglobinuria：PNH)の診断に用いられる．赤血球内酵素異常症としてはピルビン酸キナーゼ欠損症が日本では最も多く，しばしばウニ状赤血球が認められる．グルコース-6-リン酸脱水素酵素(glucose-6-phos-phate dehydrogenase：G-6-PD)欠乏症では，酸化作用をもつ薬物の摂取で溶血発作が起こる．

網赤血球正常あるいは減少の場合

貧血の原因となる基礎疾患がないか検索する．特に腎不全の有無をみるため，クレアチニンの測定が必要である．血清エリスロポエチン(erythropoietin：Epo)値を測定し，低値であれば腎性貧血と診断される．慢性感染症，膠原病，癌，肝疾患，内分泌疾患などについて検索する．これらの基礎疾患が否定された場合は血液疾患が強く疑われるので，骨髄検査が必要となる．多くの場合，末梢血液所見で赤血球以外の血球の量的(減少あるいは増加異常)，質的(形態)異常が認められる．

　貧血のみで白血球，血小板の減少がなく，網赤血球がほとんどゼロの場合は赤芽球癆が考えられ，骨髄検査においても赤芽球がほとんどみられないことから確定診断される．

> **サイドメモ**
> 新しい自動血球分析装置で自動測定されるRet-He(網赤血球1個あたりのHb量)は，ごく短期間の鉄欠乏で速やかに低下するので，鉄欠乏の鋭敏な指標として注目されている．特に自己血輸血のための貯血時の鉄欠乏の早期発見と予防対策に有用である．

> **重要ポイント**
> 網赤血球数は骨髄の造血能をみる指標であり，貧血の病因，診断，治療の効果判定，骨髄抑制からの回復など，極めて有用な検査である．通常，網赤血球比率(%)で表されることが多いが，絶対数と併せて判定すべきである．

(新倉春男)

5 白血球数と白血球分画

学習の目標 | それぞれの白血球増減の臨床的意義とその原因について理解できる．

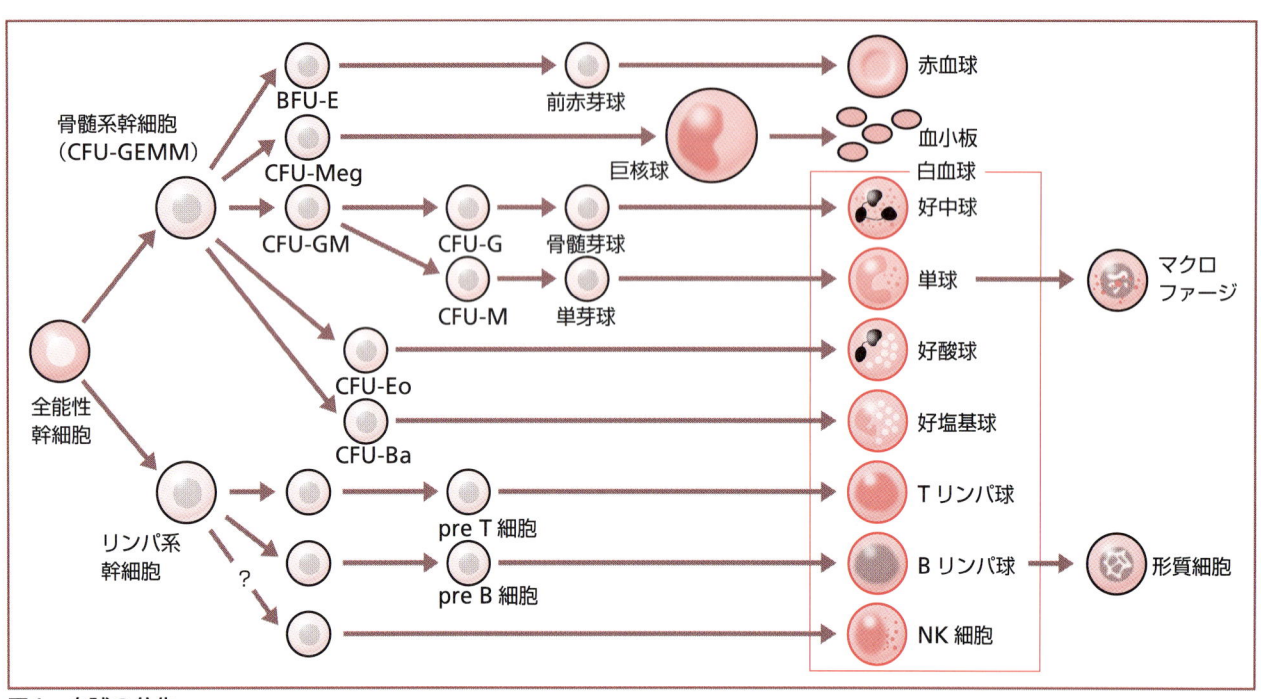

図1 血球の分化

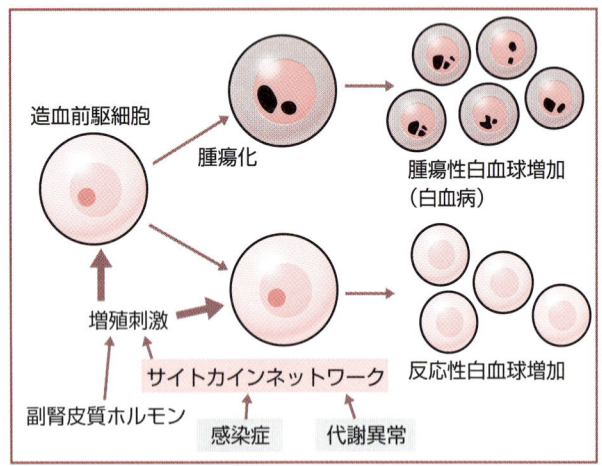

図2 白血球増加の機序

表1 各白血球の基準範囲

白血球	百分率(%)	絶対数(/μL)
好中球	50〜70	2,000〜7,500
好酸球	2〜5	40〜400
好塩基球	<1	20〜100
単球	3〜6	200〜800
リンパ球	30〜40	1,500〜4,000

白血球はリンパ系幹細胞に由来するリンパ球と，骨髄系幹細胞〔顆粒球-赤血球-巨核球-マクロファージコロニー形成細胞(colony-forming unit-granulocyte, erythrocyte, megakaryocyte, macrophage：CFU-GEMM)〕に由来する顆粒球-単球に大別される．顆粒球はさらに好中球，好酸球，および好塩基球の3種類に分類される(図1)．したがって白血球数の増減を評価する場合，どの白血球の増減であるのか確認しなければならない．白血球数に異常があれば白血球分画をみることは必須であり，また白血球が基準範囲にあっても，赤血球あるいは血小板の異常がみられたならば白血球分画をみるべきである．

白血球数の基準範囲

個人差が大きく，下限値と上限値とを明確にはできないが，4,000〜10,000/μLが実際的と考えられる．各白血球の基準範囲を表1に示す．

白血球増加症

白血球数が10,000/μLを超えていれば白血球増加症と考えてよい．ただし，健常者でも11,000/μL程度までの数値を示すことがあるので，明らかな白血球増加症は11,000/μL以上とする．

白血球増加の機序として，感染症など主にサイトカインを介した反応性のものと，自律性の増殖，つまり白血病を代表とする腫瘍性のものとがあり(図2)，この鑑別が必須である．

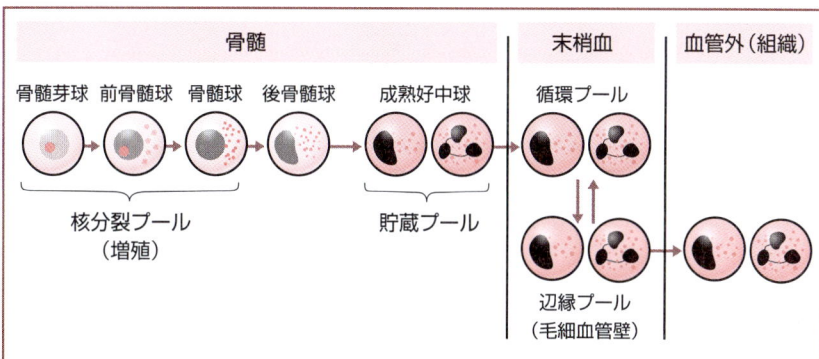

図3 好中球の成熟，分布，回転

表3　好中球減少症の原因

1. 感染症：細菌（チフス，パラチフスなど），ウイルス，リケッチア，原虫（マラリアなど），重症感染症（敗血症，粟粒結核）
2. 血液疾患：再生不良性貧血，骨髄異形成症候群，急性白血病，巨赤芽球性貧血，発作性夜間ヘモグロビン尿症
3. 脾機能亢進症：肝硬変，特発性門脈圧亢進症
4. 膠原病：全身性エリテマトーデス（systemic lupus erythematosus：SLE），フェルティ（Felty）症候群
5. 薬物，化学物質，放射線
6. 特発性，遺伝性

表2　反応性好中球増加症の原因

1. 感染症：細菌，リケッチアなど
2. 代謝障害：糖尿病性アシドーシス，尿毒症，妊娠中毒症，痛風など
3. 組織壊死：心筋梗塞，火傷，壊疽など
4. その他：薬物中毒，急性出血，副腎皮質ステロイド投与，G-CSF（顆粒球コロニー刺激因子）投与，悪性腫瘍，特にG-CSF産生腫瘍

表4　リンパ球減少症の原因

1. 後天性免疫不全症候群（AIDS）
2. 先天性免疫不全症
3. 血液疾患：悪性リンパ腫
4. 膠原病：全身性エリテマトーデス（SLE）
5. 薬物，放射線：抗腫瘍薬，副腎皮質ステロイド

好中球増加症（8,000/μL 以上）

成熟好中球（杆状核球，分葉核球）はいったん骨髄にとどまり（貯蔵プール），末梢血液中に流出する．末梢血液中の成熟好中球は，循環プールと毛細血管壁にとどまる辺縁プールとに分布する．正常時には循環プールと辺縁プールの好中球数はほぼ等しく，互いに移行しあって平衡状態が保たれている（図3）．激しい運動時やアドレナリン投与時などでは，辺縁プールの好中球が循環プールへ移行するため，みかけの好中球数は増加する．

真の好中球増加を起こすのは急性感染症，代謝障害，中毒，組織壊死，癌などの反応性のもの（表2）と，血液疾患（腫瘍性）である．慢性骨髄性白血病では骨髄球，後骨髄球を主体とした幼若球の出現を伴う好中球増加とともに，好酸球や特に好塩基球の増加がみられる．好中球アルカリホスファターゼ活性の低下が特徴的であり，フィラデルフィア（Ph）染色体，あるいは遺伝子解析で *BCR-ABL* 融合遺伝子の検出によって診断が確定する．

骨髄増殖性腫瘍として真性多血症，本態性血小板血症，特発性骨髄線維症などのほか，慢性好中球性白血病では成熟好中球が 100,000/μL を超えることもある．

好酸球増加症（500/μL 以上）

アレルギー性疾患，寄生虫感染症が代表的．骨髄増殖性腫瘍などの血液疾患，膠原病，癌などのほかに，特異な疾患として特発性好酸球増加症候群（hypereosinophilic syndrome）がある．

好塩基球増加症（100/μL 以上）

反応性増加は極めてまれであり，ほとんどは慢性骨髄性白血病や真性多血症などの骨髄増殖性腫瘍である．

単球増加症（800/μL 以上）

結核，亜急性心内膜炎，ブルセラ症，腸チフスなどの感染症や急性肝炎などでみられる．慢性骨髄単球性白血病は骨髄異形成症候群の1つで，1,000/μL 以上の単球増加が持続する．

リンパ球増加症（4,000/μL 以上）

感染症，主にウイルス感染症でみられるほか，百日咳，結核，トキソプラズマ症などでもみられる．伝染性単核球症はEB（Epstein-Barr）ウイルスが原因であり，多数の異型リンパ球が出現するのが特徴的である．慢性リンパ性白血病では，形態学的に成熟したリンパ球が増殖し，多くはB細胞型である．成人T細胞白血病では，核に特有な切れ込み（花弁状核）をもつTリンパ球の増殖がみられる．

白血球減少症（4,000/μL 未満）

実際の臨床の場で問題となるのは，好中球減少症とリンパ球減少症である．

好中球減少症（1,500/μL 未満）（表3）

特に 1,000/μL 以下では感染症にかかりやすく，臨床上大きな問題となる．薬物に対する過敏性反応によって好中球数が激減することがあり，無顆粒球症とよばれる．

リンパ球減少症（1,000/μL 未満）（表4）

後天性免疫不全症候群（acquired immunodeficiency syndrome：AIDS）では病勢の進行とともにリンパ球減少は顕著となる．CD4陽性のヘルパーTリンパ球の減少が著しい．

> **サイドメモ**
> **好中球**：骨髄に貯蔵される好中球は末梢血液中の好中球全体の10〜20倍と推定されており，感染症などの必要時には末梢血に速やかに動員される．通常，末梢血中の好中球滞在時間は約10時間で，組織に入った好中球の寿命は2〜4日といわれている．

> **重要ポイント**
> 白血球数に異常がある場合には，必ず白血球分画を検査する．特に血液疾患や感染症が疑われる場合には，自動血球計数装置だけでなく血液塗抹標本を目視で確認する必要がある．

（新倉春男）

6 血小板数，出血時間，血小板機能検査

学習の目標 | 血小板数測定の臨床的意義を理解し，血小板減少症の原因を鑑別できる．血小板機能異常が疑われるときに適切な血小板機能検査を選択できる．

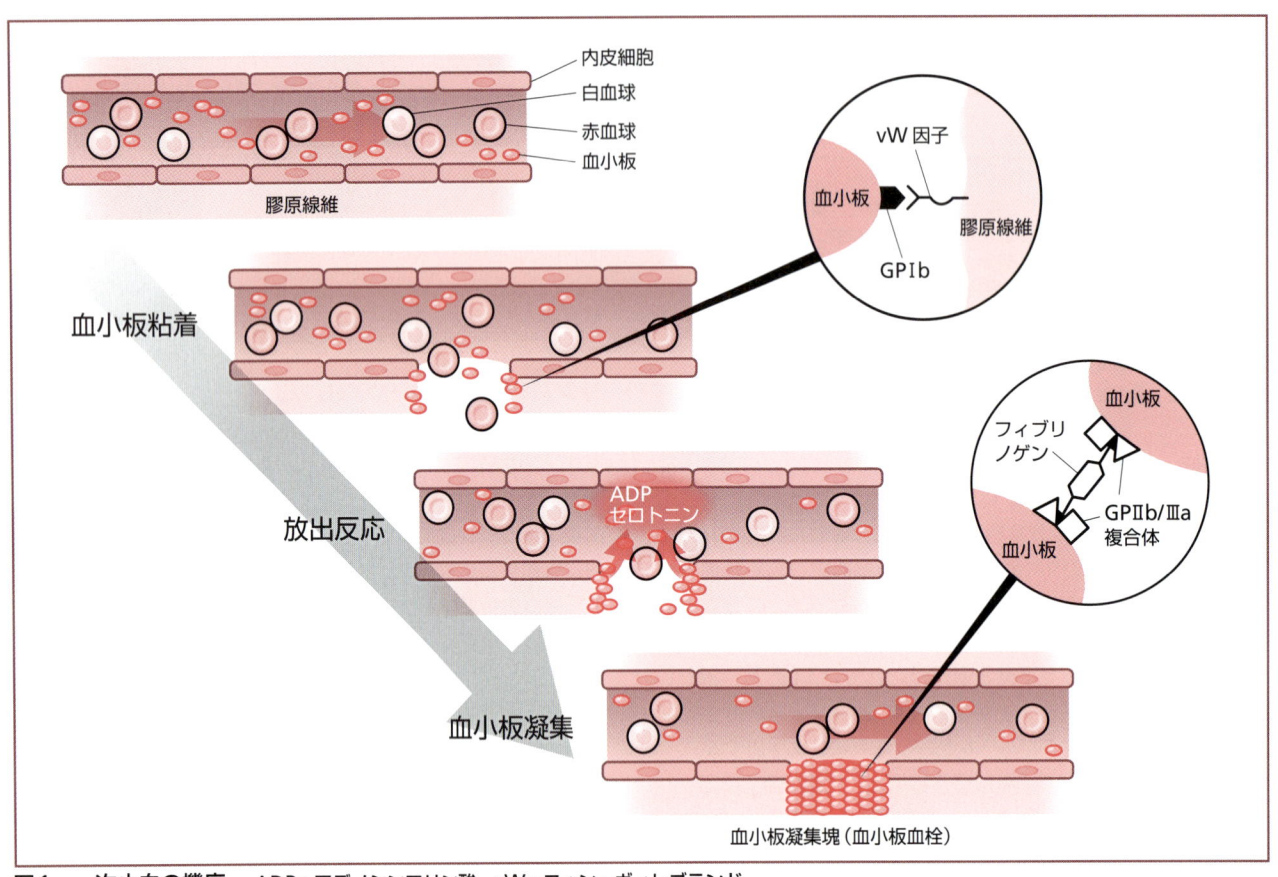

図1　一次止血の機序．ADP：アデノシン二リン酸，vW：フォン・ヴィレブランド

血小板は，出血が起こったときの一次止血に重要な役割を果たすため，血小板減少や著明な血小板機能異常があると点状出血，紫斑などの皮下出血や鼻出血などのいわゆる浅在性の出血傾向が現れる．一方，血小板数が増加すると血栓傾向を呈するほか，術後の止血困難などの出血傾向がみられ治療の対象となる．したがって，血小板数の算定および出血時間，血小板凝集能などの血小板機能検査はこれらの病態の把握に必要な検査である．

血小板数の測定法としては，以前はフォニオ(Fonio)法(間接法)やブレッカー・クロンカイト(Brecker-Cronkite)法(直接法)などの目視法が用いられてきたが，現在はほとんどが自動血球計数装置を用いて他の血球数と同時に測定している．基準範囲は測定方法によって若干の差はあるが，およそ $150～350×10^3/\mu L$ である．年齢差，性差はほとんどない．通常 $100×10^3/\mu L$ 以下を血小板減少，$400×10^3/\mu L$ 以上を血小板増加と考える．

出血時間の測定では，理論的には血小板の粘着・凝集・放出などの血小板機能全体をみることができる一次止血のスクリーニング検査であるが，わが国で広く用いられているデューク法(Duke method)などいずれも精度が悪い．血小板機能検査には粘着能，凝集能，放出能などの検査があるが，これらはほとんどが特殊検査であり，多くの検査室でルーチンに行われているのは血小板凝集能検査である．

自動血球計数装置による血小板数の測定

自動血球計数装置による血小板計数法には，血球の容積による電気抵抗から血小板を同定する電気抵抗方式，レーザー光を用いて血小板を同定する光学的方式，血小板の特異抗原に対するモノクローナル抗体を用いた免疫学的方式がある．電気抵抗方式を採用している機器が多く，精度は高いが，容積によって血小板と赤血球を鑑別するため，鉄欠乏性貧血などのように小赤血球が増加するとこれを血小板と誤判断し，偽高値をとることがある．光学的方式では比較的この影響は少ないとされる．免疫学的方式では血小板減少の著しい検体で精度は高いが，費用がかかることが問題である．

ベルナール・スーリエ(Bernard-Soulier)症候群，一部の特発性血小板減少性紫斑病(idiopathic thrombocytopenic purpura：ITP)，骨髄異形成症候群(myelodysplastic syndrome：MDS)な

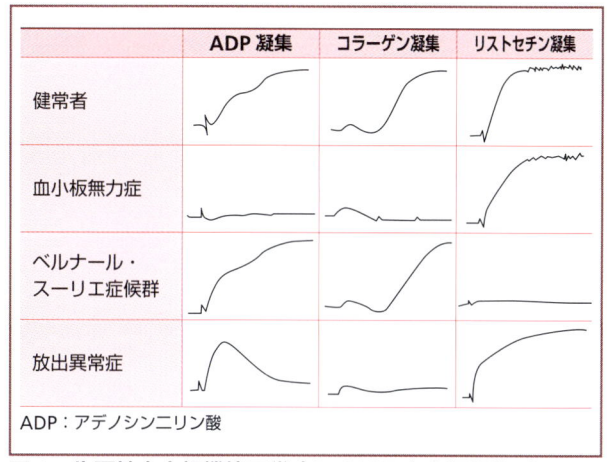

図2 先天性血小板機能異常症における血小板凝集パターン

どのように巨大血小板が出現する症例では血小板としては同定されず，見かけ上の低値を示すことがある．

血小板の機能と血小板機能検査

血管が破綻して出血が起これば，血小板は速やかに内皮下のコラーゲン（膠原）線維に粘着し，それによって活性化した血小板では濃染顆粒からアデノシン二リン酸（adenosine diphosphate：ADP），アデノシン三リン酸（adenosine tryphosphate：ATP），セロトニンなどが放出され，さらに血小板の活性化が促進されて血小板が凝集し，血小板血栓（血小板凝集塊）が形成されて一次止血が完了する（図1）．

出血時間の測定は，理論的には血小板が関与するこのような一次止血機構の全般をみられるスクリーニング検査であるが，わが国で広く用いられているデューク法は精度が悪く，アイヴィ法（Ivy mehtod）ならびに型板Ivy（template Ivy）法なども精度は不十分である．血小板粘着能測定は，主にガラスビーズ法が用いられているが，凝集能も測りこむことや標準化されていないなどの問題がある．血小板凝集能検査は，透光度法が広く用いられており，血小板無力症，フォン・ヴィレブランド（von Willebrand）病，ベルナール・スーリエ症候群などの診断には欠かせない検査である（図2）が，この血小板凝集能検査は血小板機能亢進を捉えるのには不向きで，レーザー散乱光による凝集能測定などが試みられている．in vivo（生体内）の放出能には血漿βトロンボグロブリン（β-TG）や血小板第4因子（PF4）の測定が行われるが，採血や血漿分離の操作によって偽高値を呈することがある点が問題である．in vitro（試験管内）の放出能は，^{14}Cセロトニンを用いた放出の測定や，ルシフェリンシフェラーゼ法を用いたATPの放出などが測定されるが，いずれも研究室で行われる特殊な検査である．

血小板減少症

血小板数が$100×10^3/\mu L$以下を血小板減少症（thrombocytopenia）とよび，原因によって大きく3つに分けられる．第一は血小板の産生低下による血小板減少で，再生不良性貧血，急性白血病などがこのカテゴリーに入る．第二は血小板の破壊・消費の亢進による血小板減少で，これは①免疫機序を介した血小板の破壊の亢進と，②免疫機序を介さず血栓形成による消費の亢進による血小板減少に分類される．前者①の代表は特発性血小板減少性紫斑病（ITP）である．多くは自己抗体が産生されて血小板に結合し，これが脾臓を中心とした網内系のマクロファージによって処理されることで血小板が減少すると考えられている．全身性エリテマトーデス（systemic lupus erythematosus：SLE）などの自己免疫性疾患の血小板減少症も同様の機序で起こる．後者②の代表が播種性血管内凝固（disseminated intravascular coagulation：DIC）である．これは何らかの原因によって過凝固状態，つまり血管内で多数の微小血栓が形成される過程で血小板が消費されて血小板減少をきたすものである．第三は血小板の局在の異常による血小板減少で，肝硬変症などの脾腫の存在によって起こる．

> **サイドメモ**
> **エチレンジアミン四酢酸（EDTA）依存性偽性血小板減少**：抗凝固剤にEDTAを用いた場合に血小板が凝集することがあり，自動血球計数装置では血小板数が少なく算定されるためEDTA依存性偽性血小板減少とよぶ．EDTA血で作製した塗抹標本を観察して血小板凝集塊を認めること，他の抗凝固剤を用いたりあるいは抗凝固剤を用いずに血小板数を計測して正常を確認することで鑑別できる．
> **平均血小板容積（MPV）**：自動血球計数装置による血小板数測定では，同時に平均血小板容積（mean platelet volume：MPV）が表示される．血小板減少症のうち，破壊・消費の亢進による血小板減少ではMPVは大きい値を示し，産生の低下による血小板減少では低下するため，両者の鑑別に用いられる．使用する測定機器によって基準範囲が異なる．

血小板増加症

血小板数が$400×10^3/\mu L$以上を血小板増加症（thrombocytosis）とよぶ．腫瘍性と二次性に大別されるが，前者には原発性血小板血症（essential thrombocythemia：ET），慢性骨髄性白血病（chronic myelocytic leukemia：CML），真性多血症（polycythemia vera：PV），骨髄線維症（myelofibrosis：MF）がある．ETは通常，血小板数が$1,000×10^3/\mu L$以上であることが多く，軽度の貧血と白血球増加を伴う．下肢の血栓症や心筋梗塞などの動脈系の血栓症を起こしやすいため，高齢者やリスクファクターをもつ患者では骨髄抑制薬で血小板数を$600×10^3/\mu L$以下に減らすか，抗血小板薬で血小板機能を抑制する．また止血困難を伴うことがあり，手術時には血小板数をある程度下げてから行う必要がある．二次性血小板増加症には急性出血後，摘脾後，鉄欠乏性貧血，悪性腫瘍などがある．

血小板機能異常症

主に血小板無力症，フォン・ヴィレブランド病，ベルナール・スーリエ症候群，血小板放出機能異常症などの先天性血小板機能異常症をさす．ともに出血時間は延長し，血小板凝集能検査では図2のような異常を呈し，鑑別することができる．

〔松野一彦〕

7 末梢血液像

学習の目標 赤血球の形態異常や封入体の存在から貧血の病因を推定できる．正常と異常白血球を区別し，核，細胞質，顆粒の異常の把握とその病因を推定できるようになる．

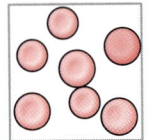 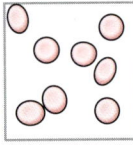 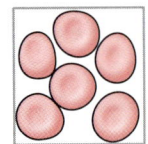 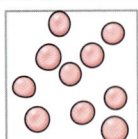 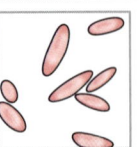 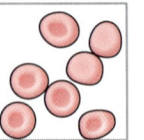 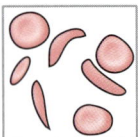 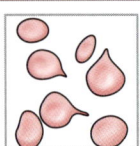

a. 正常赤血球（右上：多染性赤血球）　b. 小球性低色素性赤血球　c. 大球性赤血球　d. 球状赤血球　e. 楕円赤血球　f. 標的赤血球　g. 鎌状赤血球　h. 涙滴赤血球

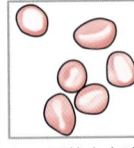 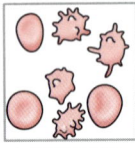 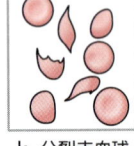 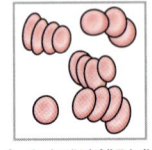

i. 口唇状赤血球　j. 有棘赤血球　k. 分裂赤血球　l. 赤血球連銭形成

図1　赤血球の形態

血算〔全血球計算（値）（complete blood cell count：CBC）〕に異常が認められたならば，血液塗抹染色標本による末梢血液像の観察が必要である．

形態を観察するうえで絶対に必要な条件は新鮮な材料（血液），正しい塗抹と固定，良好な染色である．また観察部位が重要であり，塗抹のひき始めと終わりは避け，ひき終わりから中央寄り1/3ぐらいの部位を選択する．ただし，大型の細胞などは辺縁に偏る傾向があるので，まず低倍率（100倍）で標本全体を観察し，ついで高倍率（1,000倍）で詳細に観察すべきである．

赤血球形態（図1）

赤血球の観察のポイントは①大きさ，②ヘモグロビン含量，③形，④染色性，⑤配列，⑥封入体や原虫，であるが，特に大きさ，ヘモグロビン含量，形が基本となる．

正常赤血球（discocyte）（図1a）：赤血球は中央が両側から凹んだ円盤状の形態をしており，染色塗抹標本では中央の約1/3が白くみえる（中央蒼白部）．直径は6.4～8 μm（平均7.2 μm），厚さは2.3 μmである．

大小不同症（anisocytosis）：正常でも網赤血球など若い赤血球は大きく，老化するに従い小さくなるので大きさは均一でなく，上述のような幅がある．この幅を超えて大きさにばらつきがみられた場合を大小不同症とよぶ．診断的価値は低いが，何らかの赤血球異常を示す所見である．小球性低色素性赤血球と正球性正色素性赤血球が混在する場合は二相性（dimorphism）とよばれ，特に特発性後天性鉄芽球性貧血が有名である．

- **小球性低色素性赤血球（microcytic hypochromic）（図1b）**：ヘモグロビン含量が少なく，中央蒼白部が拡大する．極端なものは菲薄赤血球（leptocyte）とよばれる．ヘモグロビン合成障害を示しており，鉄欠乏性貧血，サラセミア，鉄芽球性貧血で特徴的にみられる．

- **大球性赤血球（大赤血球）（macrocyte）（図1c）**：ビタミンB_{12}欠乏（悪性貧血，胃切除後など）や，葉酸欠乏，核酸代謝障害〔先天性，抗腫瘍薬（メトトレキサートなど）〕などによる巨赤芽球性貧血に特徴的であるが，やや楕円形ないし卵円形赤血球（macroovalocyte）を呈することが多い．慢性肝疾患，甲状腺機能低下症，アルコール摂取などでもみられるが，巨赤芽球性貧血ほど著明ではない．

奇形赤血球（poikilocyte）：形の異常を示す赤血球の総称であるが，一般には次に述べる特徴的形態を表す名称でよばれ，それらに分類できない多彩な形態を示すものを奇形赤血球ということが多い．赤血球の産生あるいは血液中での障害を示す所見である．

- **球状赤血球（spherocyte）（図1d）**：中央蒼白部がみられないか，そこが極めて狭い赤血球である．直径は小さくみえるが平均赤血球容積（MCV）は正常である．遺伝性球状赤血球症のほか，自己免疫性溶血性貧血などでも認められる．

- **楕円赤血球（elliptocyte, ovalocyte）（図1e）**：楕円形ないし卵円形の赤血球であり，遺伝性楕円赤血球症では70%以上を占める．他の貧血でも認められるが，多くて10%程度を占めるにとどまる．

- **標的赤血球（codocyte, target cell）（図1f）**：中央蒼白部の中に小さな赤く染色される部分があり，標的のようにみえる赤血球である．サラセミア，鉄欠乏性貧血，閉塞性黄疸，摘脾患者などで認められる．

- **鎌状赤血球（sickle cell）（図1g）**：鎌状赤血球症〔ヘモグロビンS（hemoglobin S）症：HbS症〕でみられる．HbSは，特に低酸素状態でタクトイドとよばれる矩形のゲル状を呈し，赤血球が鎌状となるものである．

- **涙滴赤血球（dacryocyte, tear-drop cell）（図1h）**：骨髄線維症や髄外造血を伴う骨髄浸潤性疾患で認められる．

- **口唇状（有口）赤血球（stomatocyte）（図1i）**：中央部に唇のような白い割れ目がみられるもので，遺伝性のほかにアルコール性肝障害でもみられる．

- **有棘赤血球（acanthocyte）（図1j）**：さまざまな突起をもつ赤血球で，無βリポタンパク血症（acanthocytosis），肝障害（spur cell），尿毒症（burr cell），ピルビン酸キナーゼ欠乏症〔エキノサイト：ウニ状赤血球〕などでみられる．

表1 赤血球内封入体

封入体	性状	観察法	疾患	封入体
好塩基性斑点（basophilic stippling）	リボソームの凝集したもの	普通染色〔ライト-ギムザ染色（Wright-Giemsa stain）〕など	鉛中毒，サラセミア，5′-ヌクレオチダーゼ欠乏症	
ハウエル・ジョリー小体	核の遺残物，DNA	普通染色	巨赤芽球性貧血，摘脾後，種々の貧血	
カボット環	ミクロチュブルス	普通染色	無効造血，摘脾後	
パッペンハイマー小体	Fe^{3+} とタンパクの結合物	普通染色→鉄染色で確認	鉄芽球性貧血，摘脾後	
ハインツ小体	変性ヘモグロビン	超生体染色	不安定ヘモグロビン症，G-6-PD欠乏症，摘脾後	
ヘモグロビンH	αサラセミアでみられるヘモグロビンHの沈殿物	超生体染色	αサラセミア	
マラリア原虫	マラリア原虫	濃塗標本の普通染色	各種マラリア	

・**分裂赤血球（schistocyte）〔破砕赤血球（fragmented RBC）〕（図1k）**：赤血球が機械的に障害されて断片化したもので，三角形，ヘルメット形，三日月形など多彩な形態を示す．血栓性血小板減少性紫斑病（thrombotic thrombocytopenic purpura：TTP），溶血性尿毒症症候群（hemolytic uremic syndrome：HUS）で顕著である．
赤血球連銭形成（rouleau formation）（図1l）：貨幣が連なったようにみえる現象で，血清γグロブリンの増加（骨髄腫，マクログロブリン血症，関節リウマチなど）によって生じる．
多染性赤血球（polychromatophilic）：好塩基性色素に染まり，ヘモグロビンの色調と混じって薄紫色を呈するものである．ほとんどはリボ核酸（ribonucleic acid：RNA）を含む赤血球，つまり網赤血球に相当する．溶血性貧血で増加する．
赤血球内封入体：表1に示すような種々の封入体がある．

白血球形態

各白血球の比率とそれぞれの白血球の形態異常，幼若細胞や異常細胞（白血病細胞やリンパ腫細胞）出現の有無を観察する．

好中球の異常

核の異常
核左方移動：杆状核球が10％を超える場合
過分葉（過分節核）：5分節以上をいい，巨赤芽球性貧血，骨髄異形成症候群（myelodysplastic syndrome：MDS）でよくみられる．
ペルゲル・フエ核異常（Pelger-Huët anomaly）：2分節までの好中球．亜鈴状の核が典型的である．優性遺伝だが，機能的な異常はない．同じ形態がMDSで時に認められ，偽ペルゲル・フエ核異常とよばれる．
輪状核：ドーナツ状の核で，MDSでみられる．

> **サイドメモ**
> drumstick（太鼓のばち）は直径約1.5 μmの円形の突起物が糸状のもので分葉核好中球の核につながっているもので，不活性のX染色体が濃縮されたものとされている．正常女性のほかにクラインフェルター（Kleinfelter）症候群（XXY）で認められる．

細胞質の異常
中毒性顆粒：顆粒が大きく濃染するもので，重症感染症などでみられる．
顆粒の減少：MDS，急性白血病でみられる．
デーレ（Döhle）小体：1～2 μmの淡青色の斑点で，先天的にはメイ・ヘグリン（May-Hegglin）症候群，後天的には感染症，白血病（特に慢性好中球性白血病），MDSなどでみられる．

リンパ球の異常

異型リンパ球（atypical lymphocyte）：伝染性単核球症をはじめとするウイルス感染症や血清病で出現する，非腫瘍性の活性化リンパ球である．リンパ芽球様，大リンパ球様，単球様，形質細胞様などがあるが，厳密には区別されていない．
花弁状核（flower cell）のリンパ球：核に深い切れ込みがあり，分葉傾向の強いリンパ球で，成人T細胞白血病で認められる．
毛髪（有毛）細胞（hairy cell）：細胞質の辺縁に多数の毛状突起を認める細胞で，毛髪細胞白血病で認められる．
大顆粒リンパ球（large granular lymphocyte）：多数のアズール顆粒を有する大型の細胞で，約70％はナチュラルキラー（NK）細胞，残りはTリンパ球で，正常でも認められる．

血小板の異常

血小板の凝集〔血小板増加症やエチレンジアミン四酢酸（ethylenediaminetetraacetic acid（edathamil, edetic acid）：EDTA）凝集による偽性血小板減少〕，巨大血小板〔MDS，骨髄増殖性疾患．先天性異常としてベルナール・スーリエ（Bernard-Soulier）症候群，メイ・ヘグリン症候群〕などに注意する．

> **重要ポイント**
> 血算や白血球分画に異常がみられた場合は必ず，血液塗抹標本を観察することを習慣づける．破砕赤血球が目立つ場合は血栓性血小板減少性紫斑病（TTP）や溶血性尿毒症症候群（HUS）など重症疾患が強く疑われ，迅速な対応が必要である．

将来の展望

形態の判定は観察者の経験などによる主観的なものになりがちであり，統一された基準による判定法の導入が望まれる．現在，形態判定基準の標準化に向けて，日本検査血液学会などで作業が進められている．

（新倉春男）

8 プロトロンビン時間（PT），活性化部分トロンボプラスチン時間（APTT），フィブリノゲン

学習の目標 凝固機序を理解し，プロトロンビン時間（PT），活性化部分トロンボプラスチン時間（APTT），フィブリノゲン検査の結果から，凝固系のどの部分に異常があるかを把握できる．

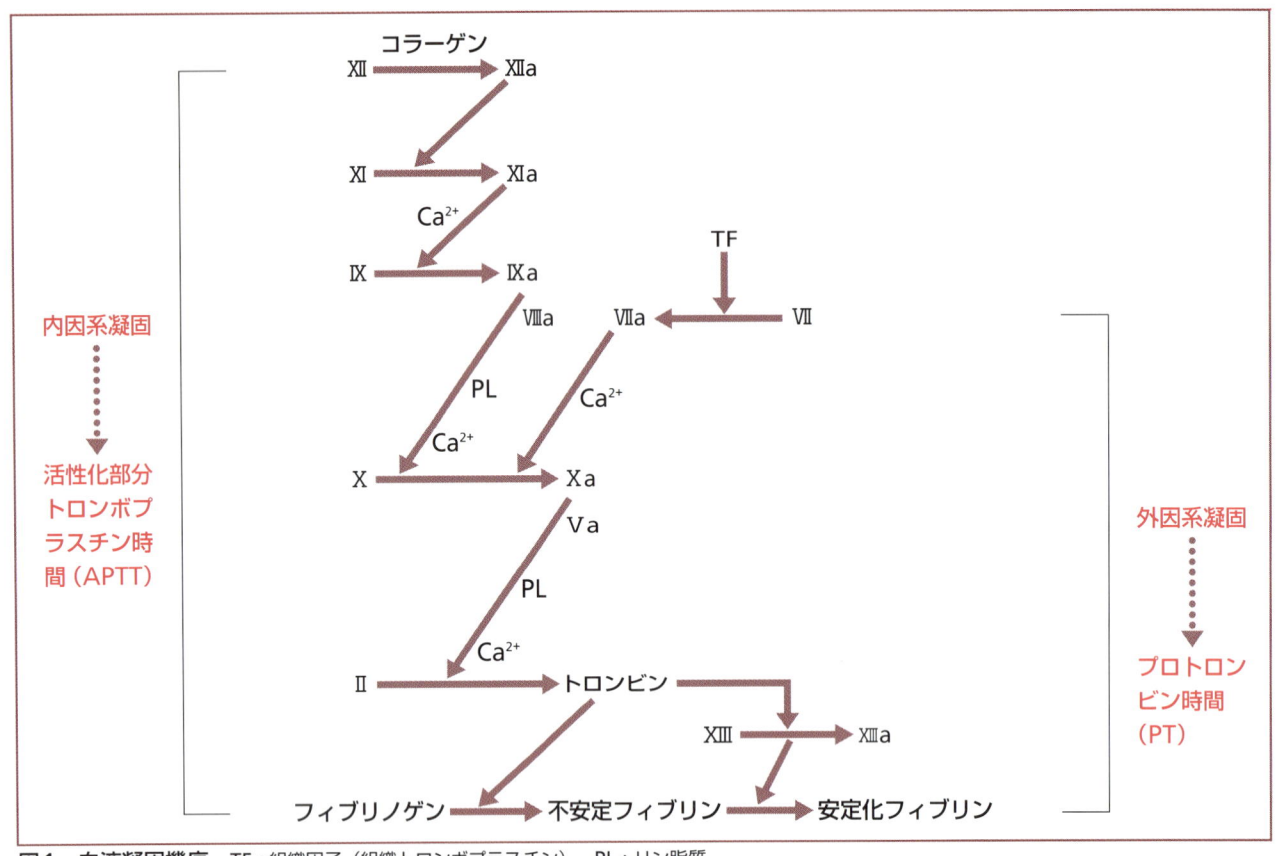

図1 血液凝固機序．TF：組織因子（組織トロンボプラスチン），PL：リン脂質

プロトロンビン時間（prothrombin time：PT）は外因系凝固のスクリーニング検査として，活性化部分トロンボプラスチン時間（activated partial thromboplastin time：APTT）は内因系凝固のスクリーニング検査として用いられる．検体は3.2％クエン酸Na 1容と血液9容を混和し，遠心して得られた血漿を用いる．

PT測定は，被検血漿にカルシウムイオン（Ca^{2+}）と組織トロンボプラスチンを加えてからフィブリンが析出してくるまでの時間を測定する．従来は用手法で行われていたが，近年は検体数の増加に伴い自動凝固測定装置を用いて行う．

APTT測定は，エラジン酸，カオリンなどの活性化剤を加えて第XII因子や第XI因子などの接触因子群を活性化し，さらにCa^{2+}やリン脂質（phospholipid：PL）を加えてからフィブリンが析出するまでの時間を測定する．

フィブリノゲンの測定法には凝固活性を測定するトロンビン時間法と，抗原量を測定する免疫学的方法とがあり，通常のスクリーニング検査では前者が用いられる．

これら凝固スクリーニング検査は，出血傾向があり血友病などの先天性凝固異常や，播種性血管内凝固（disseminated intravascular coagulation：DIC）などの後天性凝固異常が疑われた場合に行われる．また術前のスクリーニング検査にも用いられる．

凝固機序

出血すると，血小板が主体の一次止血に引き続いて凝固が始まり，フィブリン血栓（凝固血栓）が形成されて止血が完了する（二次止血）．血管が損傷して出血すると，血液中の第XII因子が，血管の内皮細胞下のコラーゲン線維に接触して活性化する．活性化第XII因子（XIIa）は酵素活性をもち，第XI因子を加水分解して活性化する．高分子キニノゲンやプレカリクレインはこの反応に対して促進的に働いている．活性化第XI因子（XIa）は第IX因子を分解して活性化する．この反応にはCa^{2+}が必要である．活性化第IX因子（IXa）は第VIII因子，リン脂質，Ca^{2+}とともに第X因子を分解して活性化する．活性化第X因子（Xa）は第V因子，リン脂質，Ca^{2+}とともに第II因子（プロトロンビン）に働いてトロンビンを産生する．第V因子や第VIII因子は補酵素として働くが，これらはトロンビンによって活性化され，活性化第V因子（Va）および活性化第VIII因子（VIIIa）となって働く．トロンビンは血漿中

表1 凝固スクリーニング検査で異常をきたす疾患

PTのみ延長する疾患
　先天性第Ⅶ因子欠乏症，第Ⅶ因子に対する循環抗凝血素，肝硬変症（重症ではAPTTでも延長），ワルファリン治療中
APTTのみ延長する疾患
　血友病AおよびB，先天性第Ⅻ因子欠乏症，先天性第Ⅺ因子欠乏症，高分子キニノゲン欠乏症，プレカリクレイン欠乏症，第Ⅷ，Ⅸ，Ⅺ，Ⅻ因子に対する循環抗凝血素，ループス性抗凝固因子，ヘパリン治療中
PT，APTTともに延長する疾患
　先天性無フィブリノゲン血症，先天性異常フィブリノゲン血症，先天性プロトロンビン欠乏症，先天性第Ⅴ因子欠乏症，先天性第Ⅹ因子欠乏症，プロトロンビン（Ⅱ），第Ⅴ，Ⅹ因子に対する循環抗凝血素
フィブリノゲンの低下する疾患
　肝硬変症，播種性血管内凝固（DIC），先天性無フィブリノゲン血症，先天性異常フィブリノゲン血症（この場合トロンビン時間法による測定では低下するが，免疫学的方法では正常）
フィブリノゲンの増加する疾患
　感染症，悪性腫瘍，妊娠，重症熱傷

表2 INRによる経口抗凝固療法の治療域

	INR
深部静脈血栓予防（外科的侵襲の危険を含む）	2.0（1.5〜2.5）
腰部，大腿骨手術	2.5（2.0〜3.0）
深部静脈血栓の治療，肺梗塞，一過性脳虚血発作	2.5（2.0〜3.0）
反復性深部静脈血栓，肺梗塞	3.0（2.5〜4.0）
心筋梗塞を含む動脈疾患，人工弁置換後	3.5（3.0〜4.5）

に大量に存在するフィブリノゲンに作用し，これをフィブリンに変換する．フィブリンは不溶性タンパクで線維状に析出して凝血塊を形成する．これらは血管内に存在する因子によって起こる凝固反応であり，内因系凝固という（図1）．

一方，血管が損傷して出血すると，血管外の組織液中の組織因子（tissue factor：TF）が血液中に入り，第Ⅶ因子と結合して活性化する．活性化第Ⅶ因子（Ⅶa）はCa^{2+}の存在下で直接第Ⅹ因子を活性化する．その後は内因系凝固と同様に，フィブリンの形成に至る（図1）．これは最初に血管外に存在する組織因子に由来する凝固反応であり，外因系凝固とよばれるが，最近は炎症などの際に好中球や単球に由来する組織因子が凝固反応を始動している可能性が指摘されている．

フィブリノゲンはトロンビンの作用を受けると，一部が切断されフィブリノペプチドを遊離してフィブリンモノマーとなり，これが重合してフィブリンポリマーとなる．フィブリンポリマーはプラスミンなどの作用で容易に溶解されるので，可溶性フィブリン（あるいは不安定フィブリン）とよばれる．これに活性化第ⅩⅢ因子（ⅩⅢa）が働いて架橋結合が起こり，不溶性フィブリン（あるいは安定化フィブリン）となる（図1）．

PT，APTT，フィブリノゲンの異常（表1）

PTのみの延長は，第Ⅶ因子活性の低下や肝硬変症などの肝疾患，ビタミンK欠乏，ワルファリン治療中に認められる．またAPTTのみの延長は，第Ⅻ，Ⅺ，Ⅸ，Ⅷ因子活性の低下や高分子キニノゲンおよびプレカリクレインの低下，ループスアンチコアグラントの存在，あるいはヘパリン治療中などで認められる．PT，APTT両者の延長は，フィブリノゲンおよび第Ⅱ，Ⅴ，Ⅹ因子活性の低下で認められるほか，著明なDICでもみられる．フィブリノゲンの減少は，肝硬変症などの重症の肝疾患，DIC，先天性無フィブリノゲン血症や異常フィブリノゲン血症で認められる．また感染症，悪性腫瘍，妊娠などによってフィブリノゲンは増加する．

PTの国際標準化比（INR）表示

PTは通常，被検血漿における測定の時間（秒）表示と，対照血漿（あるいは正常プール血漿）の時間（秒）表示とを併記する．また両者の比で表すか，希釈した対照血漿（あるいは正常プール血漿）を用いて検量線を描き，そこから％表示をする．しかし，これらの方法では測定機器，試薬などの違いによって測定値は異なる．PTの測定は肝硬変症やDICなどの凝固異常症の診断のほか，抗凝固薬であるワルファリン治療のモニタリング検査として用いられる．この場合，検査値に施設間差があると臨床上問題である．これを解決するため，PTの国際標準化比（international normalized ratio：INR）表示が推奨されている．これは，標準正常血漿と被検検体のPT（秒）の比率であるプロトロンビン比（prothrombin ratio：PR）と，使用する試薬の感度を国際標準試薬と比較した国際感度指数（international sensitivity index：ISI）とから，$INR=PR^{ISI}$の式で求められる．このPT-INR表示を用いると，ワルファリンなどの経口抗凝固療法の治療域を表2のように国際的に統一できると考えられている．日本人ではもう少し低いINR値でも血栓症の発症は抑えられる，との報告もある．

サイドメモ

ループスアンチコアグラント：凝固反応に関与するリン脂質（PL）に対する抗体の存在によりAPTTが延長するもので，正常血漿の添加による交差補正試験によってもAPTTの延長は補正されないことと，該当する各凝固因子活性の低下が認められないことからこの存在が推定される．抗リン脂質抗体症候群でみられ，基礎疾患のない特発性のものと，全身性エリテマトーデス（systemic lupus erythematosus：SLE）などに合併した二次性のものとがある．

循環抗凝血素：第Ⅷ因子などの凝固因子に対する抗体で，この存在によりPTやAPTTが延長する（多くはAPTTの延長）．交差補正試験によっても補正されず，単独凝固因子活性が低下している．多くは第Ⅷ因子活性が低下しており，後天性血友病などともよばれる．

ビタミンK欠乏：何らかの原因でビタミンK欠乏が起こると，第Ⅱ，Ⅶ，Ⅸ，Ⅹ因子の活性が低下し，PTの延長（著明になるとAPTTも延長）がみられ，出血傾向を呈する．PIVKA-Ⅱ（protein-induced by vitamin K absence Ⅱ）も高値をとる．新生児メレナや長く中心静脈栄養を受けている患者が抗生物質（抗菌薬）による強力な治療を受けた場合，および長期間の閉塞性黄疸などで起こる．

将来の展望

PT，APTTならびにフィブリノゲンの測定は，いずれも測定方法，測定機器，試薬，標準血漿などの差異により結果に変動をきたすため，検査の標０準化が求められる．現在，PT-INRなどにより標準化が進められているが，今なお満足すべき状態ではない．国際的な標準化と連動した標準化が必要である．

（松野一彦）

9 フィブリノゲン・フィブリン分解産物(FDP)，D ダイマー，可溶性フィブリンモノマー複合体

学習の目標 線溶機序を理解し，フィブリノゲン・フィブリン分解産物(FDP)，D ダイマー，可溶性フィブリンモノマー複合体測定の意義を説明できる．

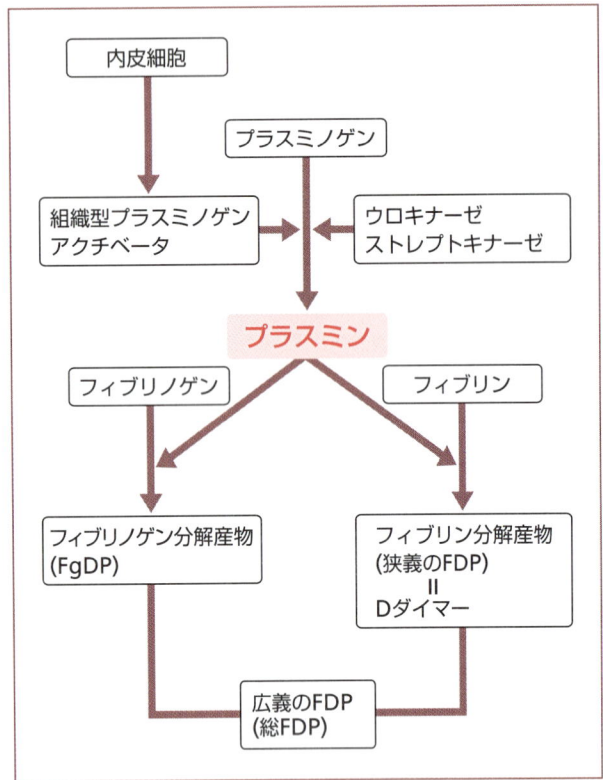

図1 線溶機序とフィブリノゲン・フィブリン分解産物(FDP)

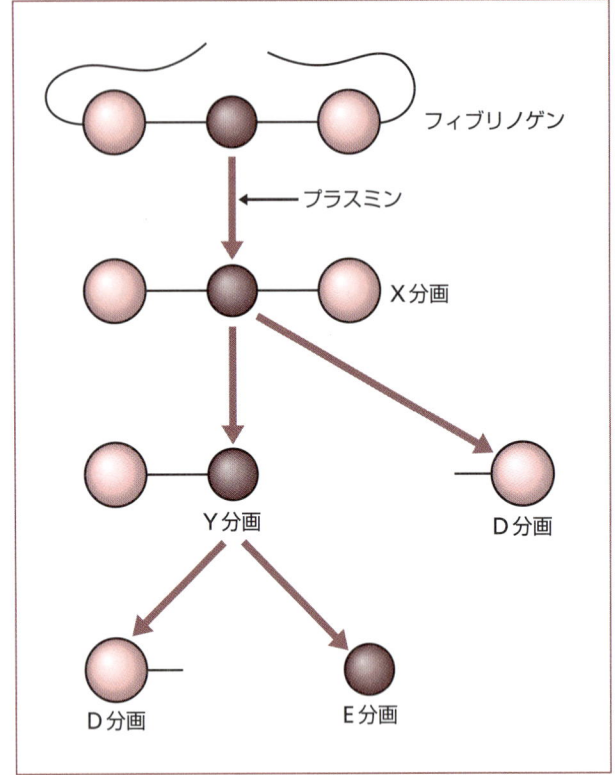

図2 プラスミンによるフィブリノゲンの分解

過剰の凝固亢進は血栓形成につながる可能性があり，これを抑制するためにアンチトロンビン，プロテイン C，プロテイン S などの生理的凝固インヒビターの存在とともに，プラスミンがフィブリン(線維素)を溶解する線維素溶解(フィブリン溶解；fibrinolysis)として働いている．

広義の FDP とはフィブリノゲン・フィブリン分解産物〔fibrinogen/fibrin degradation products：FDP〕を意味し，線維素溶解(線溶)亢進のマーカーである．FDP が高値であれば線溶亢進を意味し，後述するように一次線溶(primary fibrinolysis あるいは fibrinogenolysis)の亢進か，二次線溶(secondary fibrinolysis)の亢進かを鑑別するために D ダイマーの測定が必要である．D ダイマーも高値であれば二次線溶の亢進が考えられ，播種性血管内凝固や血栓症などが疑われる．D ダイマーが高値でなければ，まれではあるが一次線溶の亢進が考えられる．

フィブリノゲンはトロンビンによって分解され，フィブリノペプチドを遊離してフィブリンモノマーとなり，これが血漿中のフィブリノゲン，FDP，フィブロネクチンなどと結合し，可溶性フィブリンモノマー複合体(soluble fibrin monomer complex：SFMC)とよばれる．

最近では，フィブリンモノマーがフィブリノゲンと結合した可溶性フィブリンの測定が可能になり，ともに凝固亢進のマーカーとされる．

線維素溶解現象

虚血などの刺激によって血管内皮細胞から産生される組織型プラスミノゲンアクチベータ(tissue plasminogen activator：tPA)は，血漿中のプラスミノゲンに作用してプラスミンに変換する．産生されたプラスミンは，血栓が形成されたときにフィブリンを溶解する．これを線維素溶解(線溶)とよぶ(図1)．時に，血栓が形成されていないのに線溶が亢進してプラスミンが生成されると，血漿中のフィブリノゲンを溶解することがあり，これが激しく起こると出血傾向を呈することがある．

プラスミンが血漿中のフィブリノゲンを分解すると，最初 FDP は X 分画，次いで Y 分画と D 分画となり，Y 分画はさらに D 分画と E 分画に分解される．すなわち1分子のフィブリノゲンがプラスミンによって分解されると，最終的に2分子の D 分画と1分子の E 分画が産生されることになる．これらの X 分画，Y 分画，D 分画，E 分画をまとめてフィブリノゲン分解産物(fibrinogen degradation product：FgDP)とよぶ(図2)．

凝固が亢進してトロンビンが産生されると，トロンビンはフィ

ブリノゲンに働きかけてフィブリンに変換する．できたての不安定フィブリンは活性化第XIII因子(XIIIa)の作用によって架橋結合が形成され，安定化フィブリンに変換される．フィブリン(安定化フィブリン)にプラスミンが作用すると，DXY/YXD，DXD/YY，(DD/E)×2，DD/Eなどに分解される．これらをまとめてフィブリン分解産物(fibrin degradation product；狭義のFDP)とよぶが，これらはいずれもDDダイマー構造を有するためDダイマーともよばれる(図3)．

FgDPと狭義のFDPを合わせて，フィブリノゲン・フィブリン分解産物〔fibrinogen/fibrin degradation products；広義のFDP〕あるいは総FDPとよんでいる．FgDPの増加すなわちプラスミンがフィブリノゲンを分解する現象が強い場合を一次線溶の亢進とよび，tPAやウロキナーゼなどの静注による線溶療法後や特殊な悪性腫瘍患者などで認められることがあるが，比較的まれである．これに対して，狭義のFDPの増加すなわちプラスミンがフィブリンを分解する現象が強い場合を二次線溶の亢進とよび，DICや血栓症でみられる．

広義のFDPあるいはtotal FDPは，以前はすべて血清を検体として抗フィブリノゲンポリクローナル抗体を用いた免疫学的方法によって測定されており，血清FDP検査などともよばれていた．この方法では比較的試薬間の差は少なかったが，特殊な採血管が必要でコストがかかり，凝固が完了していないと偽高値をとるなどの問題点が指摘されていた．最近では，多くが凝固検査用のクエン酸加血漿を用い，各FDP分画に対するモノクローナル抗体を用いた免疫学的方法による測定に移行してきている．採血が他の凝固検査とともにできてコスト，省力化の点で有利であるが，用いるモノクローナル抗体によって測定されるFDP分画に差があるため，試薬間の差が大きく，Dダイマー分画をより強く測りこむ傾向が強い．

フィブリンモノマー関連物質

凝固系が活性化されてトロンビンが産生されると，フィブリノゲンに働いて，フィブリノペプチドA，次いでフィブリノペプチドBを遊離してフィブリンモノマーとなる．フィブリンモノマーが血漿中のフィブリノゲン，FDPあるいはフィブロネクチンなどと結合したものをSFMCとよぶ．SFMCは以前，硫酸プロタミン試験あるいはエタノールゲル化試験などのパラコアギュレーションテストによって測定されていたが，感度が低く，偽陽性が多かった．その後，SFMCは赤血球凝集法によって半定量的に測定され，DICや血栓症で高値を示す．

最近，フィブリンモノマーが血漿中のフィブリノゲンと結合した可溶性フィブリンの測定が可能となった．これはSFMCとほぼ同意義の凝固亢進のマーカーと考えられるが，従来のSFMC検査は用手法による定性ないし半定量検査であったのに対し，可溶性フィブリン測定は迅速な自動測定による定量検査である．しかし測定に使用するモノクローナル抗体により，凝固亢進に加えてDダイマー分画も測りこむ可能性があるので注意を要する．

将来の展望

線溶亢進マーカーとして長らく測定されてきたFDPは，最近血漿を検体として測定されるようになったことに伴い，Dダイマー検査と測定の意義が重複するようになってきている．線溶亢進

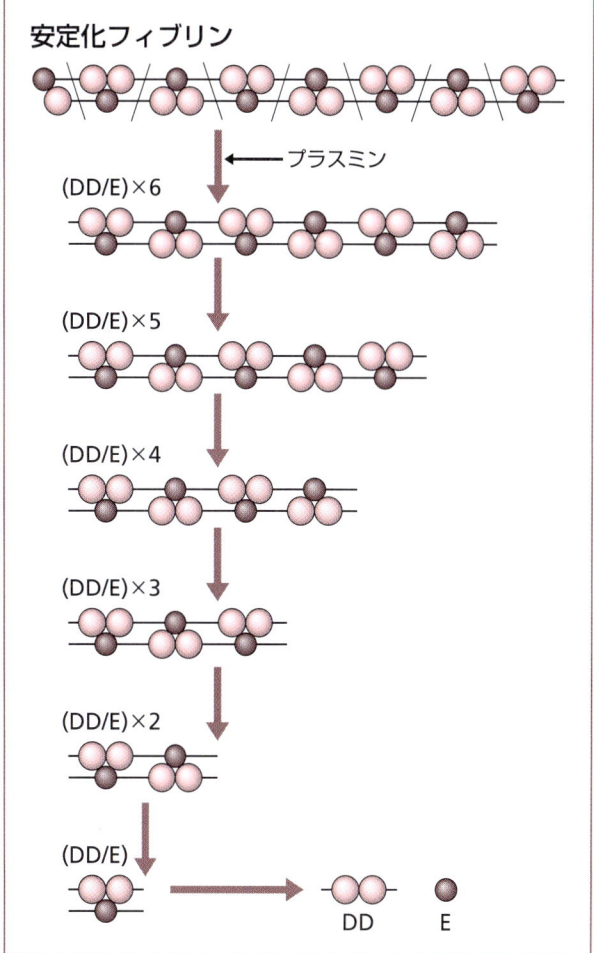

図3　プラスミンによるフィブリンの分解

> **サイドメモ**
> **播種性血管内凝固症候群**(disseminated intravascular coagulation：DIC)：基礎疾患として敗血症などの重症感染症，胃癌，膵癌などの悪性腫瘍，白血病，前置胎盤早期剝離などの産科疾患，重症熱傷などでは，血管内に過凝固状態から微小血栓が形成され，循環障害によって乏尿，呼吸不全，黄疸，意識障害などの臓器症状(血栓症状)が出現する．微小血栓が形成されると血小板，フィブリノゲンなどの凝固因子が消費されて減少するとともに，線溶の亢進の結果激しい出血傾向が出現する．検査所見としては，血小板減少，フィブリノゲン低下，プロトロンビン時間(PT)延長，活性化部分トロンボプラスチン時間(APTT)延長，FDP高値，Dダイマー高値，可溶性フィブリン(あるいはSFMC)高値を呈する．治療は，基礎疾患の治療，ヘパリンなどによる過凝固に対する治療が基本で，アンチトロンビンが70％以下の場合にはアンチトロンビンの輸注が必要である．最近は，リコンビナントのトロンボモジュリン製剤も用いられている．

が主として二次線溶の亢進が主体であることもあり，欧米と同様にDダイマーの測定が主流となることが予想される．この場合，用いるモノクローナル抗体によって反応する分画に差があることから生じる試薬間差が問題となる．Dダイマーは均質なものではないことから，真の意味での標準化は難しく，試薬間差を小さくするためのハーモナイゼーションが進められている．

〈松野一彦〉

10 AST(GOT), ALT(GPT)

学習の目標 | AST(GOT), ALT(GPT)が高値となる病態と重症度が理解できる．診断のために関連する他の検査を適切に選択できる．

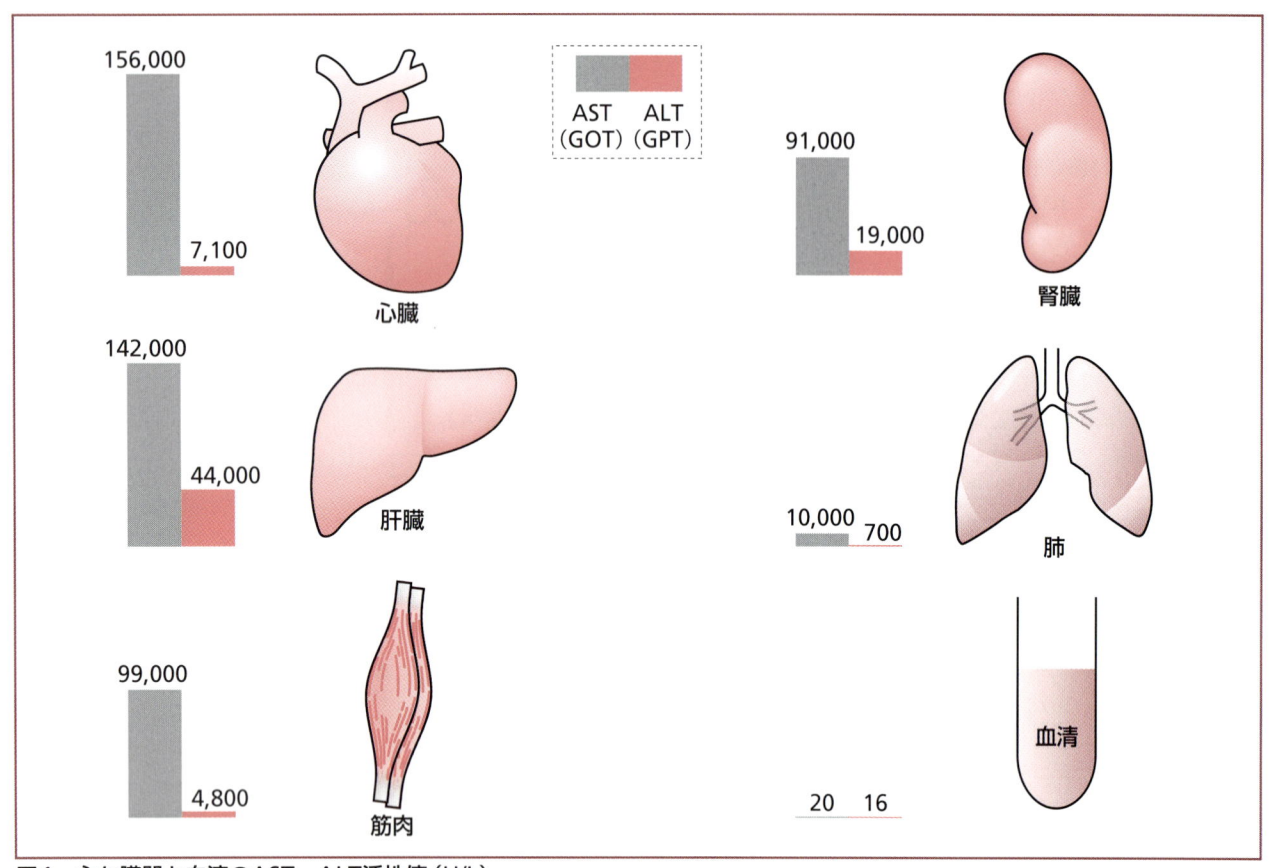

図1　主な臓器と血清のAST, ALT活性値 (U/L)

AST(GOT)はアスパラギン酸アミノトランスフェラーゼ〔aspartate aminotransferase(＝glutamic oxaloacetic transaminase；GOT)〕の略語で，ALT(GPT)はアラニンアミノトランスフェラーゼ〔alanine aminotransferase(＝glutamic pyruvic transaminase；GPT)〕の略語で，ともにビタミン B_6 を補酵素とするアミノ基転移酵素である．これらは図1に示すように，身体のあらゆる組織に存在し，細胞内濃度は血清濃度に比べてはるかに高い．したがって細胞の障害や破壊によって血液中に逸脱すると血清中の酵素活性が上昇するので，これら酵素の測定は細胞，組織の障害とその程度を知るのに極めて有用である．

いずれの組織，細胞にもAST, ALTは存在するので，障害されれば血中に逸脱する．酵素活性が特に高い心筋，肝臓，骨格筋などは，障害されると解剖学的に血中に酵素が逸脱しやすいので，障害が比較的軽くても血清値が上昇する．このためAST, ALTの測定は，これらの臓器の障害を判定する鋭敏な検査法となっている．

AST(GOT)

従来からグルタミン酸オキサロ酢酸トランスアミナーゼ(GOT)とよばれていたが，国際的にはアスパラギン酸アミノトランスフェラーゼ(AST)が正式な呼称である．

細胞内での局在性により2種類のアイソザイム，つまりミトコンドリア内のm-AST(mはミトコンドリアの略語)と，細胞質内のs-AST(sは細胞質の略語)に分けられ，その存在比はほぼ1：1であるが，臓器による特異性はない．

図1に示されるようにALTと異なり，肝細胞以外にも高濃度に含まれているので，その値を評価する際には，それぞれの臓器に比較的高い検査値，例えば肝臓ではALT，筋ではクレアチンキナーゼ(creatine kinase：CK)などを同時に測定する必要がある．赤血球にも含まれているので，溶血検体では高値となる．

アイソザイムでは，細胞が障害を受けるとまずs-ASTが逸脱して血中の活性値が上昇する．m-ASTの上昇は，ミトコンドリアに及ぶ高度の細胞障害がないかぎりみられない．つまり，m-ASTの上昇はその病態が重篤であることを示している．腎臓に

表1 血清AST(GOT)が高値となる主な疾患

血清AST値	主な疾患
高度上昇 (>500 U/L)	急性肝炎, 劇症肝炎, ショック, 筋肉壊死, 重症心筋梗塞
中等度上昇 (200～500 U/L)	急性肝炎, 慢性活動性肝炎, アルコール性肝炎, 薬物性肝炎, 閉塞性黄疸, 心筋梗塞, 筋ジストロフィー
軽度上昇 (<200 U/L)	脂肪肝, 慢性非活動性肝炎, 肝硬変, アルコール性肝障害, 薬物性肝障害, 肝癌, 溶血性疾患, 甲状腺機能亢進症および低下症, 急性膵炎, 胆石発作, 悪性リンパ腫

表2 血清ALT(GPT)が高値となる主な疾患

血清ALT値	主な疾患
高度上昇 (>500 U/L)	急性肝炎, 劇症肝炎, ショック
中等度上昇 (200～500 U/L)	急性肝炎, 慢性活動性肝炎, 閉塞性黄疸
軽度上昇 (<200 U/L)	脂肪肝, 慢性非活動性肝炎, 肝硬変, アルコール性肝障害, 胆石発作, 肝癌, 心筋梗塞

表3 AST/ALT比による鑑別診断

AST・ALT値	AST/ALT>0.87	AST/ALT<0.87
高度上昇	急性肝炎初期, 劇症肝炎, 重症心筋梗塞, ショック	急性肝炎黄疸期
中等度上昇	アルコール性肝炎, 閉塞性黄疸, 心筋梗塞, 筋ジストロフィー	慢性活動性肝炎, 薬物性肝炎
軽度上昇	脂肪肝(アルコール性), 肝硬変, 肝癌, 溶血性疾患	慢性非活動性肝炎, 脂肪肝(過栄養性), 薬物性肝障害

> **サイドメモ**
> 健診や人間ドックでAST, ALTが軽度上昇しているのがみられた場合, まずB型肝炎表面(HBs)抗原とC型肝炎ウイルス(HCV)抗体を測定する. 中年女性では自己免疫性肝疾患の可能性があるので自己抗体の測定を考慮する.

も高濃度に存在するが, 血清値に反映することはない.

ALT(GPT)

従来, グルタミン酸ピルビン酸トランスアミナーゼ(GPT)とよばれてきたが, 国際的にはアラニンアミノトランスフェラーゼ(ALT)が正式な呼称として採用されている.

ASTと異なり, 肝臓以外の臓器では含有量が少ないので, 血清濃度の上昇はほとんど肝細胞障害によるものであり, 肝機能検査として特異性の高い検査である.

AST, ALTの基準範囲

- AST　　10～40 U/L
- m-AST　5 U/L 未満
- ALT　　5～40 U/L

基準範囲は各施設で若干異なるので, それぞれの施設の基準範囲で評価する. いずれも男性が女性よりも少し高い. 幼児で高く, 小児期にしだいに下がり成人の値になる.

AST(GOT)が高値となる疾患(表1)

高度(500 U/L以上)の上昇は広範な細胞の障害を示唆する所見である. 急性肝炎, 劇症肝炎, ショック, 筋肉壊死などでみられる. 中等度(200～500 U/L)の上昇は急性肝炎, 慢性活動性肝炎, アルコール性肝炎, 心筋梗塞, 筋ジストロフィーなどでみられる. 軽度(200 U/L未満)の上昇は慢性非活動性肝炎, 肝硬変, アルコール性肝障害, 溶血, 甲状腺疾患などでみられる.

ALT(GPT)が高値となる疾患(表2)

ASTに比べ, 肝疾患における特異性と感度が高い. 肝臓以外の臓器障害ではASTや乳酸脱水素酵素〔lactate dehydrogenase(LDH), LDHアイソザイム(LDH1～5)〕の上昇が著明であり,

AST/ALT比やAST/LDH比をみることで肝疾患との鑑別が可能である.

AST/ALT比

肝疾患の鑑別診断, 肝疾患以外の疾患との鑑別にASTとALTの比をみることが役立つ. 表3に, 日本臨床化学会(JSCC)常用基準法に基づいた比による各疾患の所見を示した. 急性肝炎の初期にはASTが高めであるが, その後ALTのほうが高値となる.

> **重要ポイント**
> ALTはASTに比べて肝疾患との関連性が高く, γ-GTP, ALPと併せて評価する. 食後はASTが約20%, ALTが約8%上昇するので, 空腹時の採血が必要である.

関連する検査との組み合わせ

肝疾患：LDH(AST/LDH高値), アルカリホスファターゼ(ALP), γ-GTP

心筋梗塞：心電図, CK(MB分画上昇), LDH(1, 2優位, 1>2)

溶血性疾患：血算, 網赤血球数, LDH(1, 2優位), ハプトグロビン(低下)

筋疾患：CK(MMあるいはMB分画上昇), LDH, アルドラーゼ, ミオグロビン

甲状腺疾患：ALP, CK, コレステロール, 遊離トリヨードチロニン(T_4)およびテトロヨードチロニン(T_3), 甲状腺刺激ホルモン(TSH)

なお, 劇症肝炎ではAST, ALTともに中等度ないし軽度上昇にとどまる場合や, 当初著明な高値を示すが, 急激な低下を示す場合がある. 肝合成能を反映するプロトロンビン時間(延長), ヘパプラスチンテスト(低下), コリンエステラーゼ(著明低下), ビリルビン(著増, 間接型>直接型)のモニターが有用である.

(新倉春男)

11 乳酸脱水素酵素（LDH, LD）

学習の目標 ｜ 乳酸脱水素酵素（lactate dehydrogenase：LDH, LD）アイソザイムと LDH/AST 比から，障害された臓器が推定できる．

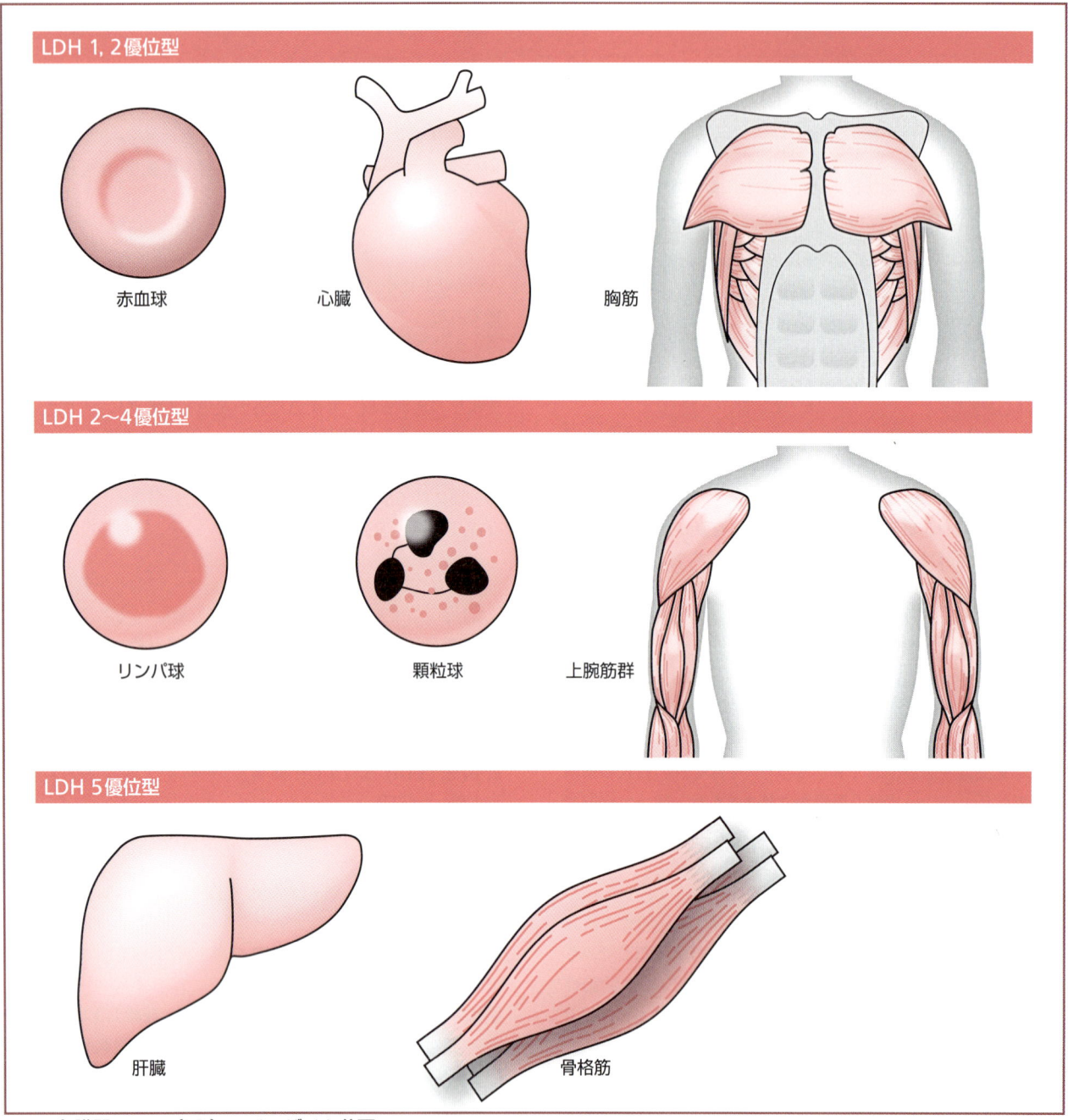

図1 各臓器のLDH（LD）アイソザイム分画

乳酸脱水素酵素〔LDH（LD）〕は解糖系の最終段階に働く酵素で，ほとんどすべての細胞に存在する．細胞質内に存在し，細胞が障害されると血液中へ逸脱することで血清値が上昇する．つまり，LDHの測定はいずれかの臓器，細胞の損傷を検出する重要なスクリーニング検査である．LDHには5種類のアイソザイムがあり，細胞や組織によって特有のアイソザイムパターンを示す．したがって，血清LDH値の上昇がみられたらアイソザイム分画を測定し，損傷臓器や細胞を推定する．また各臓器，細胞に比較的特異性の高い酵素を測定したうえで，判断する必要がある．

表2 LDH アイソザイム分画と LDH/AST 比による病態の推定

LDH アイソザイム(1〜5)分画	LDH/AST		
	<5	5〜20	>20
1, 2 優位		心筋梗塞	巨赤芽球性貧血 溶血性貧血 睾丸腫瘍
2, 3 優位		筋ジストロフィー ウイルス感染症 マイコプラズマ肺炎 胃癌, 肺癌	白血病 悪性リンパ腫 伝染性単核球症
2〜5 上昇		悪性腫瘍(特に消化器系)LDH/AST 高値ほど可能性高い	
5 優位	肝炎 急性期では LDH5/LDH4 比が 4 以上	悪性腫瘍 骨格筋崩壊	

表1 LDH が高値を示す疾患

高度上昇(>500 IU/L)
　白血病, 悪性リンパ腫, 悪性組織球症, 種々の固形腫瘍, 溶血性貧血, 巨赤芽球性貧血, 血栓性血小板減少性紫斑病/溶血性尿毒症症候群(TTP/HUS), 筋ジストロフィー, 多発性筋炎, 横紋筋壊死, 急性肝炎, 心筋梗塞(重症), 間質性肺炎
軽度〜中等度上昇(200〜500 IU/L)
　悪性腫瘍, 心筋障害, 慢性肝炎, 肝硬変, 自己免疫疾患, 感染症(特にウイルス), 甲状腺機能低下症, 溶血性疾患, 骨髄異形成症候群, 肺塞栓症, 慢性腎炎, 顆粒球コロニー刺激因子(G-CSF)投与, 筋運動

基準範囲

総 LDH 値:ピルビン酸を基質とする P-L 法と, 乳酸を基質とする L-P 法で測定値が異なり, 後者は前者の約 60%の値を示す. 日本臨床化学会(JSCC)標準化対応法は後者の方法であり, 基準範囲は 101〜193 IU/L である.

LDH アイソザイム
　LDH1:19〜32%
　LDH2:30〜36%
　LDH3:20〜27%
　LDH4:6〜13%
　LDH5:6〜12%

各臓器と細胞での LDH アイソザイム分画は, 図1に示すように LDH1, 2 優位型は赤血球, 心筋, 一部の骨格筋(胸筋など), 腎皮質である. LDH2〜4 優位型はリンパ球, 顆粒球, 一部の骨格筋(上腕筋群)である. LDH5 優位型は肝臓, 骨格筋である.

性差はみられない. 乳幼児では成人の 1.5 倍ほどであり, 学童期でほぼ成人の値になる.

> **サイドメモ**
> 各アイソザイムの生体内半減期が異なる(LDH1>LDH2>LDH3>LDH4>LDH5)ため, 同じ疾患・病態であっても, その病期によってアイソザイムパターンが変化することを知っておく必要がある.

LDH が高値を示す疾患(表1)

500 IU/L 以上の高度の上昇は白血病, 悪性リンパ腫, 癌などの悪性腫瘍, 巨赤芽球性貧血, 溶血性貧血, 血栓性血小板減少性紫斑病(thrombotic thrombocytopenic purpura:TTP)などの血液疾患で認められる. 急性白血病(特にリンパ性)や悪性リンパ腫では予後不良の因子である. 筋ジストロフィーなどの骨格筋障害, 間質性肺炎でも認められる.

200〜500 IU/L の軽度〜中等度の上昇はさまざまな疾患で認められる. 急性肝炎や重症心筋梗塞, 横紋筋壊死では 500 IU/L 以上の著明な高値を示すこともある. なお溶血検体では高値となるので注意を要する.

> **重要ポイント**
> 赤血球中には血清の約 200 倍以上の LDH が存在するため, 溶血検体では異常高値となるので注意が必要である. 病態と合致しない LDH 異常高値は免疫グロブリンとの結合によることが多い.

アイソザイム分画と LDH/AST 比を用いた病態の鑑別

LDH 高値の場合, アイソザイム分画の測定とともに LDH/AST 比により, 原因疾患, 病態の推定が可能である(表2). LDH1, 2 分画の上昇は心筋由来か赤血球由来であることが多いが, 心筋由来では LDH1>LDH2, 赤血球由来では LDH1≒LDH2 のパターンを示す. LDH2, 3 分画上昇の疾患は多い. 伝染性単核球症などやウイルス感染症もこのパターンをとる. また LDH2, 3 分画が上昇する白血病や悪性リンパ腫では, LDH/AST 比が非常に高い値をとる傾向がある. LDH2〜5 分画上昇は悪性腫瘍型ともよばれ, 特に LDH/AST 比が 30 以上と高値の場合, その可能性が極めて高い. LDH5 分画の上昇は肝炎でみられ, 特に急性期では LDH5/LDH4 比が 4 以上と高くなることが多い.

関連する検査との組み合わせ

①肝疾患―――――AST, ALT, ALP, γ-GTP
②心筋梗塞――――心電図, CK(CK-MB 分画上昇), AST
③白血病――――――血液像, 骨髄検査
④悪性リンパ腫――リンパ節生検, 可溶性インターロイキン 2(IL-2)受容体, ガリウムシンチグラム
⑤溶血性疾患――――血算, 網赤血球数, ハプトグロビン
⑥筋疾患―――――CK(CK-MM あるいは CK-MB 分画上昇), アルドラーゼ, ミオグロビン
⑦悪性腫瘍―――――内視鏡, CT, MRI 腫瘍マーカー

〈新倉春男〉

12 アルカリホスファターゼ(ALP), γグルタミルトランスペプチダーゼ(γ-GTP), ロイシンアミノペプチダーゼ(LAP)

学習の目標　それぞれの検査値の臨床的意義を理解し，検査の組み合わせによって障害臓器・組織が推定できる．

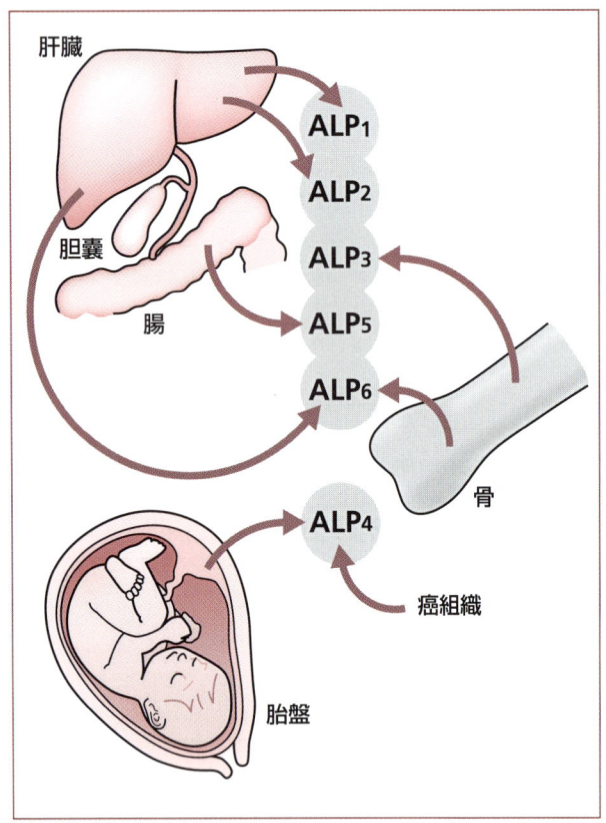

図1　ALPアイソザイムの由来臓器

表1　血清ALPアイソザイムの由来臓器と増加する疾患，病態

	臓器	疾患・病態
ALP$_1$	肝臓	肝外性胆道閉塞，転移性肝癌
ALP$_2$	肝臓	肝・胆道疾患
ALP$_3$	骨	造骨性癌骨転移，ページェット病，甲状腺機能亢進症，副甲状腺機能亢進症
ALP$_4$	胎盤，癌組織	妊娠末期，癌(泌尿生殖器，肺など)
ALP$_5$	小腸	血液型B，O型，肝硬変，慢性腎不全
ALP$_6$	肝臓，骨	潰瘍性大腸炎，自己免疫疾患

表2　γ-GTPの上昇がみられる疾患，病態

測定値	疾患・病態
軽度上昇 (〜200 IU/L)	慢性肝炎，肝硬変，急性肝炎，薬物性肝障害，アルコール性肝障害，脂肪肝(過栄養による)
中等度上昇 (200〜500 IU/L)	アルコール性肝障害，肝内胆汁うっ滞(薬物性・原発性胆汁性肝硬変)，肝外胆道閉塞，肝細胞癌，転移性肝癌，肝膿瘍
高度上昇 (500 IU/L以上)	アルコール性肝炎，肝外胆道閉塞(閉塞性黄疸)

表3　LAPの高値がみられる疾患，病態

肝胆道系疾患
　急性肝炎，慢性肝炎，脂肪肝，肝硬変，薬物性肝障害，肝細胞癌，転移性肝癌，胆管細胞癌，肝外胆道閉塞(閉塞性黄疸)，急性膵炎，膵癌
その他の疾患
　悪性リンパ腫，リンパ性白血病，ウイルス感染症(伝染性単核球症など)
妊娠

ALPとそのアイソザイム（ALP$_1$〜ALP$_6$）

アルカリホスファターゼ(alkaline phosphatase：ALP)はアルカリ環境下でリン酸モノエステルを加水分解する酵素であり，肝臓，骨芽細胞，小腸，腎臓，胎盤などに広く分布している(図1，表1)が，大部分は細胞膜上に局在している．一部は血清中に放出されて存在するが，そのほとんどは肝臓あるいは骨由来である．これらの臓器の細胞破壊や修復に伴って血中濃度が増加するので，異常高値がみられた場合はどの臓器由来であるかを考慮して検索する必要がある．

最も頻度が高いのは肝胆道疾患であり，この場合は通常，次に述べるγグルタミルトランスペプチダーゼ(gamma-glutamyl transpeptidase：γ-GTP, γ-GT)やロイシンアミノペプチダーゼ(leucine aminopeptidase：LAP)の高値を伴うので，これらALP, γ-GTP, LAP三者を合わせて"胆道系酵素"とか"閉塞性酵素"と総称している．日内変動や運動による影響は少ないが，高脂肪食を摂取すると血中への小腸由来のALP出現頻度が高くなるので，検査前の食事摂取には注意が必要である．

基準値

測定法により異なるので，各施設ごとの基準値を確認する必要がある．日本では日本臨床化学会(Japan Society of Clinical Chemistry：JSCC)法が多く用いられており，おおよそ100〜350 U/Lである．

測定値の解釈に際しては，以下の点に留意する．
①成長期には骨の成長に伴って骨芽細胞由来のALP(ALP$_3$)が出現するため，成人値よりも高値になる．
②血液型がB型およびO型の人では，特に脂肪食摂取後で小腸由来のALP(ALP$_5$)が増加し，50％程度高値になる．
③妊娠30週以降では，胎盤由来のALP(ALP$_4$)により妊娠前の2〜3倍の高値になる．
④まれに家族性高ALP血症がある．

ALPアイソザイム

セルロースアセテート膜やポリアクリルアミドゲルを支持体とし

た電気泳動により，6つ(ALP_1〜ALP_6)に分画される(**表1**).

ALPが高値の場合

アスパラギン酸アミノトランスフェラーゼ(aspartate aminotransferase：AST)，ALT，γ-GTP，ビリルビンの値から肝障害の有無に分ける．

【肝障害に伴うもの】

①ウイルス性肝炎：AST，ALTの上昇に比べてALPの上昇は軽度．

②薬物性肝障害およびウイルス性肝炎以外のウイルス性肝障害：AST，ALTの上昇に比べてALPの上昇が強い．

③アルコール性肝障害：γ-GTPの上昇に比べてALPの上昇は軽度．

④肝硬変：通常，ALPは軽度上昇し，比較的高値を示す場合はALP_5上昇を伴う例か，胆道疾患，肝癌合併例．

⑤肝細胞癌：ALPの軽度の上昇，胆管内浸潤では著明高値．

⑥肝内胆汁うっ滞：ALPの著明な上昇，γ-GTP，LAPも著明上昇．

⑦肝外性胆道閉塞(閉塞性黄疸)：直接ビリルビンの増加を伴うALPの著明な上昇，γ-GTP，LAPも著明な上昇．

【肝障害を伴わないもの】

①骨疾患：ALPは造骨性病変で骨芽細胞由来のALP_3によって上昇するが，骨破壊のみで骨新生を伴わない場合(骨髄腫の融解性病変など)では上昇しない．骨髄腫では骨折があると上昇する．

　　甲状腺機能亢進症，副甲状腺機能亢進症，骨粗鬆症，くる病，ページェット病(Paget disease)，骨軟化症，骨折後，骨肉腫，癌(前立腺癌，乳癌など)の骨転移などではALP_3の著明な上昇．

②潰瘍性大腸炎．

③妊娠末期．

④慢性腎不全．

γ-GTP

γ-GTPはペプチドのN末端にγカルボキシル基で結合しているグルタミン酸を他のペプチドまたはアミノ酸に転移させる酵素である．グルタチオンの加水分解が生理的役割として知られており，正式にはγグルタミルトランスフェラーゼ(γ-glutamyl-transferase：γ-GT，GGT)とよばれる．生体内ではそのほとんどが膜結合型酵素として存在し，肝臓のほか，腎尿細管，腸絨毛，膵臓，脾臓，前立腺などに広く分布する．肝臓では肝細胞ミクロゾームや毛細胆管膜に局在し，アルコール摂取や胆汁うっ滞を伴う種々の肝障害で血中に逸脱して高値となる．肝疾患以外で高値となることはまれで，肝胆道系疾患に特異性が高いことから，これらの疾患のスクリーニング，診断，経過観察に有用な検査である．

基準値

- 男性：7〜46 IU/L
- 女性：5〜32 IU/L

γグルタミル-3-カルボキシ-4-ニトロアニリド(γ-glutamyl-3-carboxy-4-nitroanilide)を基質とする方法が一般的である．男女差があり，女性が低値である．新生児では高値を，小児では低値を示す．

γ-GTPが高値を示す疾患，病態(**表2**)

ALPに比べ肝障害との特異性が高い．特にアルコール性肝障害，胆道系疾患で中等度ないし高度の上昇を示す．アルコールの場合は肝障害を反映する以外に，ある種の薬物(抗てんかん薬など)と同様に肝細胞のミクロゾームで薬物代謝酵素として誘導されるためである．したがって，常習飲酒者では他の肝機能検査に異常がなくても，異常高値を示すことがしばしばあり，禁酒によって改善する．

LAP

LAPはペプチドのN末端からロイシンや他のアミノ酸を切断する酵素であり，少なくとも3種類が知られており，用いる基質によって測定される酵素活性が異なる．膜結合性LAP(m-LAP)は肝臓や腎臓などの細胞膜に存在し，従来から用いられているl-ロイシル-4-ニトロアニリド(l-ロイシル-pNA)などの合成基質で測定されるLAP活性であり，可溶性LAP(c-LAP)は肝臓やリンパ球などの細胞質に豊富に存在する酵素で，l-ロイシンアミドを用いて測定される．そのほかに妊娠で上昇する胎盤性LAP(CAP)がある．

　測定意義は，特に合成基質を用いて測定された場合には，その上昇は肝・胆道系の炎症，閉塞性疾患を疑わせるが，これはALPやγ-GTPの測定で十分代替できる．したがって，これらを測定すればLAP測定の必要性はほとんどない．ただし，l-ロイシンアミドを用いて測定されるc-LAPはウイルス感染症やリンパ球系腫瘍で上昇するので利用価値が高いと考えられる．

基準値

施設，測定法によって基準値は異なる．

- l-ロイシル-pNA法：25〜60 U/L
- l-ロイシル-β-ナフチルアミド(l-ロイシル-β-NA)法：50〜220 Goldberg U(GU)
- l-ロイシンアミド法：10〜40 U/L

LAPが高値を示す疾患・病態(**表3**)

種々の肝・胆道系疾患のほかに，リンパ系疾患や妊娠で上昇がみられる．合成基質法での著明な上昇は高度の閉塞性黄疸でみられ，l-ロイシンアミド法での著明な上昇は高度の閉塞性黄疸，急性肝炎，悪性リンパ腫，リンパ性白血病などでみられる．

〈新倉春男〉

13 ビリルビン

学習の目標 ビリルビン生成の機序を理解し，間接ビリルビンおよび直接ビリルビン上昇のパターンから病態や疾患を推定し，診断のために適切な他の検査を選択できる．

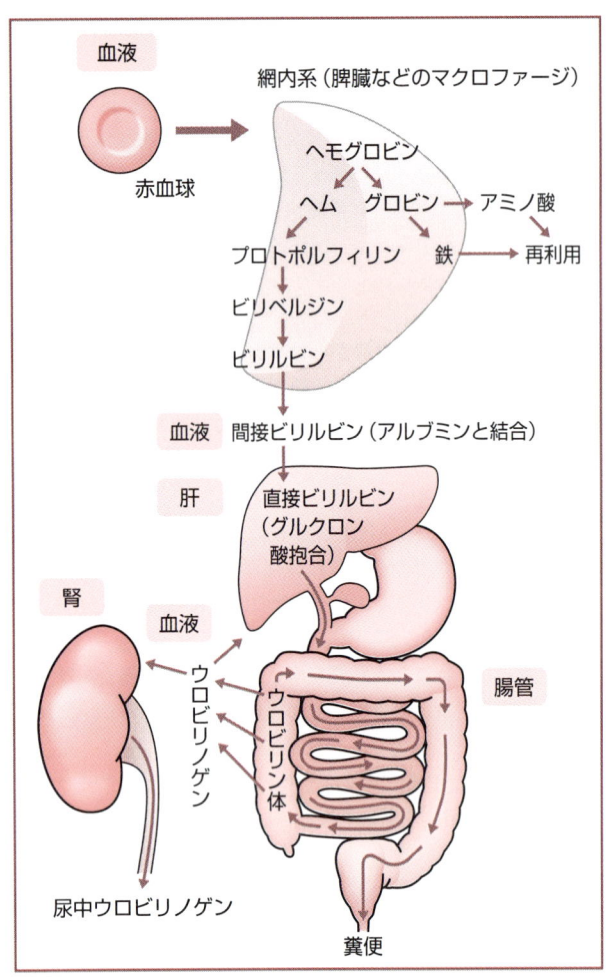

図1　ビリルビン代謝

タイプ	原因	増加するビリルビン
肝前性	ヘモグロビン → 間接ビリルビン 溶血 無効造血	間接
肝性	グルクロン酸抱合 ジルベール症候群 クリグラー・ナジャー症候群 肝炎（ウイルス，薬物，アルコール） 肝硬変	間接 間接，直接
胆汁うっ滞	毛細胆管 細胆管 総胆管 デュビン・ジョンソン症候群 ローター症候群 薬物性（性ホルモンなど） 胆管癌 胆石症 膵頭部癌	直接

図2　黄疸の分類

ビリルビンはヘムの分解産物であり，中間代謝産物のビリベルジンを経てビリルビンとなり，血液中に出現する．これが間接ビリルビンであり，主にアルブミンと結合した状態で存在する．ついで肝臓でグルクロン酸抱合を受け，直接ビリルビンとなり胆汁中に排泄される．腸管内で，腸内細菌によりウロビリン体（ウロビリン，ウロビリノゲン，ステルコビリン）となり糞便中に排泄されて，一部は再吸収されて血液中に入り，ウロビリノゲンとして肝臓に取り込まれ，再び胆汁に排泄される（腸肝循環）．一部は腎臓から尿中に排泄される（尿中ウロビリノゲン，図1）．

健常者では1日250〜300 mgのビリルビンが合成され，そのうち約70%は脾臓などの網内系での老化赤血球の崩壊によって生じるヘモグロビン由来のビリルビンである．また10〜20%は骨髄の無効造血，残りが肝臓のヘムタンパク，筋のミオグロビン由来である．間接ビリルビンはアルブミンと結合しているので尿中には排出されないが，直接ビリルビンは可溶性であり，血液中に増加すると尿中に出るようになる（ビリルビン尿）．

血清ビリルビン濃度は，①赤血球の崩壊（溶血），②肝臓での取り込み，③肝臓でのグルクロン酸抱合，④胆汁排泄，により左右される．つまり①，②，③の異常では間接ビリルビンの増加，④の障害では直接ビリルビンの増加につながり，臨床的には黄疸として現れる（図2）．

基準範囲

- 総ビリルビン　　0.2〜1 mg/dL
- 間接ビリルビン　0.7 mg/dL 以下
- 直接ビリルビン　0.3 mg/dL 以下

いずれも男性が女性よりやや高値である．

間接ビリルビンが高値を示す疾患，病態

溶血により大量のビリルビンが網内系で産生されると，肝臓で

表1　ビリルビンが高値を示す主な疾患，病態

疾　患	成立機序	高値となるビリルビン	ビリルビン値
溶血性貧血（先天性・後天性）	生成亢進	I	軽度
シャント高ビリルビン血症 　原発性 　続発性：巨赤芽球性貧血，サラセミアなど	生成亢進	I	軽度
クリグラー・ナジャー症候群	抱合障害	I	中等度〜高度
ジルベール症候群	取り込み・抱合障害	I	軽度
肝細胞性黄疸：肝炎，肝硬変，肝癌，薬物性肝障害など	取り込み・運搬・抱合・排泄障害	I, D	軽度〜高度
デュビン・ジョンソン症候群	排泄障害	D	軽度
ローター症候群	取り込み・排泄障害	D	軽度
肝内胆汁うっ滞	排泄障害	D，ときにIも	軽度〜高度
閉塞性黄疸：胆石症，胆嚢癌，胆管癌，肝癌，膵頭部癌，十二指腸乳頭部癌，先天性胆道閉鎖	排泄障害	D	軽度〜高度 （特に悪性で高度）

I：間接ビリルビン，D：直接ビリルビン．ビリルビン値：軽度1〜5 mg/dL，中等度5〜10 mg/dL，高度10 mg/dL以上

の生理的除去能を超えるので，血液中の間接ビリルビンが高値となる．骨髄での無効造血でもビリルビンの放出が起こり，間接ビリルビンが高値となるが，ほとんどは血液疾患によるもので，原発性はまれである（シャント高ビリルビン血症）．肝臓でのビリルビン取り込みの障害は，①肝細胞障害と，②有効肝血流量の低下で起こる．①では急性肝炎後，②では慢性肝疾患，特に肝硬変など肝内-外シャントが存在する場合や，外科的に門脈-大静脈シャント形成術が行われた場合，あるいは心不全などがある．体質性黄疸の1つであるジルベール（Gilbert）症候群は，抱合障害とともに取り込みの障害もある．グルクロン酸抱合の障害はクリグラー・ナジャー（Crigler-Najjar）症候群が代表的であり，重症型では脳にビリルビンが沈着する核黄疸が出現する．乳児の生理的黄疸の主因もグルクロン酸抱合能が不十分なためである．

重要ポイント

間接ビリルビンのみ高値の場合，貧血があれば溶血性貧血を念頭に検査を進め，貧血がなければ体質性黄疸を考える．急性肝炎で間接ビリルビンが直接ビリルビンに比べ上昇が著しい場合は，肝細胞障害が強いことを示しており，劇症化を考慮し精査を進める．

間接および直接ビリルビンが高値を示す疾患

肝炎をはじめとする肝疾患でみられるが，通常，直接ビリルビンがより高値を示す．肝障害があってもグルクロン酸抱合酵素活性は保たれているからである．急性肝炎において，直接ビリルビンに比べて間接ビリルビンが高値を示す場合は，肝細胞障害の程度が強く，劇症化を考慮して精査すべきである．肝硬変が非代償性へ移行すると軽度〜中等度のビリルビン増加がみられる．直接，間接ビリルビンともに増加するが，後者は肝臓でのビリルビン処理能の低下，肝内-外シャント，脾機能亢進症によるビリルビン生成の亢進などによるものである．

直接ビリルビンが高値を示す疾患

直接ビリルビンが軽度高値となるが，他の肝機能検査に異常が認められない場合は，体質性黄疸であるデュビン・ジョンソン（Dubin-Johnson）症候群やローター（Rotor）症候群が考えられる．これは先天的に胆汁中へのビリルビン分泌障害があるため，直接ビリルビンが血液中へ逆流するものである．肝内胆汁うっ

表2　黄疸を起こす主な疾患とビリルビン以外の検査所見

疾　患	検査所見
溶血性貧血	Hb低下，網赤血球増加，LDH上昇，ハプトグロビン低下，尿中ウロビリノゲン増加
体質性黄疸	デュビン・ジョンソン症候群，ローター症候群ではBSP，ICG異常を示す以外，肝機能検査異常なし，貧血なし
急性肝炎	AST, ALT, LDH：中等度〜高度上昇 ALP, γ-GTP：軽〜中等度上昇
肝内胆汁うっ滞	AST, ALT, LDH：軽度〜中等度上昇 ALP, γ-GTP：中等度〜高度上昇
閉塞性黄疸	AST, ALT, LDH：軽度〜中等度上昇 ALP, γ-GTP：高度上昇

滞を起こすものとして，急性ではウイルス性肝炎，薬物性肝炎，慢性では原発性胆汁性肝硬変，原発性硬化性胆管炎がある．妊娠性胆汁うっ滞症は，女性ホルモンあるいはその代謝産物による胆汁中へのビリルビン分泌障害によると考えられており，このような患者では性ホルモン製剤の投与でも同様の症状が起こる．肝外性胆汁うっ滞は閉塞性黄疸と総称されるもので，胆石症，胆嚢癌，胆管癌，肝癌，膵頭部癌，十二指腸乳頭部癌など胆管の狭窄，閉塞をきたす疾患でみられる．

表1にビリルビンが高値を示す主な疾患，病態を示す．表2には主な黄疸と検査所見を示す．

サイドメモ

クリグラー・ナジャー症候群I型は，ウリジンニリン酸グルクロニルトランスフェラーゼ1A1（uridine diphosphate glucuronyl transferase 1A1：UDPGT1A1）の欠損により新生児期に発症し，適切な治療が行われなければ核黄疸で死亡する．クリグラー・ナジャー症候群II型はUGPGT1A1活性が1/10以下に低下，黄疸以外は無症状で予後良好，ジルベール症候群はUGPGT1A1活性が25〜30％に低下し，無症状で，黄疸も軽度（5 mg/dL以下）である．デュビン・ジョンソン症候群は肝細胞毛細胆管膜の輸送タンパクである多剤耐性関連タンパク質2（multidrug resistance-associated protein 2：MRP2）の欠損，ローター症候群は肝細胞内輸送タンパクリガンディンであるグルタチオンS-トランスフェラーゼα（glutathione S-transferase α）の欠損によるもので，いずれも黄疸以外には無症状である．

（新倉春男）

14 血清総タンパクとその分画

学習の目標 タンパク分画の異常パターンから疾病・病態を推定できる．

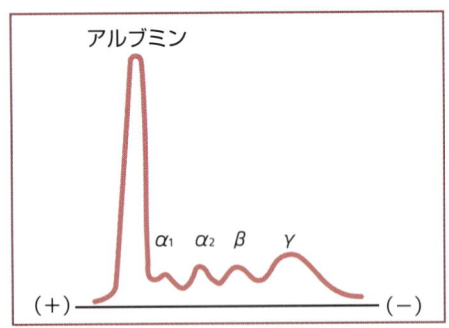

図1 血清タンパク電気泳動図（デンシトメトリー）セルロースアセテート膜法

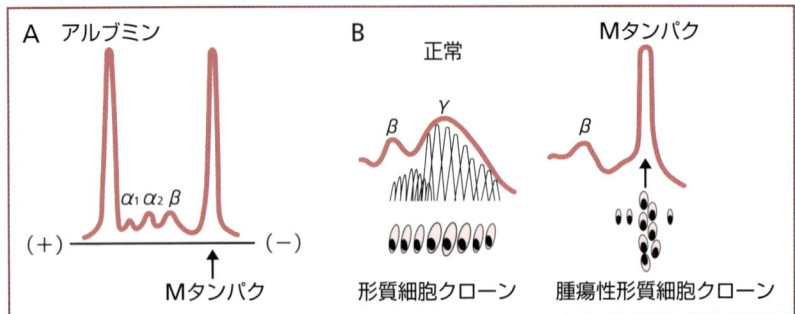

図2 A：IgG型骨髄腫の血清タンパク電気泳動図
B：形質細胞と免疫グロブリン産生（正常と腫瘍性Mタンパク血症）

血清中には約80種類のタンパクが存在する．電気泳動によってアルブミンと4つのグロブリン分画（α_1，α_2，β，γ）の5分画に分けられる（図1）．アルブミン以外の4分画は複数のタンパクを含む（表1）．

血清総タンパク

血清タンパクは極めて多くのタンパクを含むことから，総量の増減のみでなく，同時にタンパク分画を測定して判定する必要がある．タンパク分画に異常があっても，血清総タンパク濃度が基準範囲にあることも少なくない．

アルブミンが血清タンパクの60%以上を占めることからも，血清総タンパク濃度に最も大きな影響を与えるのがアルブミンであり，ついでγグロブリンである．特に低値を示す場合のほとんどはアルブミンの減少であり，高値を示す場合は，脱水などによる血液濃縮を除外すれば，ほとんどがγグロブリン，つまり免疫グロブリンの増加である．脂質異常症など乳び（糜）血清では見かけの高値を示す．

基準範囲
- 血清総タンパク：7〜8 g/dL

一般には8.5 g/dL以上を高タンパク血症，6.0 g/dL以下を低タンパク血症とする．

血清総タンパク濃度の異常を起こす疾患，病態（表2）

高値を示した場合，臨床症状（大量発汗，下痢，嘔吐，水分摂取不足），ヘマトクリット（hematocrit：Ht）値，血清尿素窒素値などから脱水による血液濃縮がないかどうかを確認する．また乳び血清でないかを確認する．真の高タンパク血症は，主にγグロブリン〔免疫グロブリン（immunoglobulin：Ig）〕増加によるものであり，アルブミンの増加によるものはない．特に10 g/dL以上の著明な増加を示すのは，骨髄腫や原発性マクログロブリン血症などの腫瘍性の単クローン性免疫グロブリン血症（Mタンパク血症）に限られるといってもよい．10 g/dLまでの軽度〜

表1 血清タンパク分画と主なタンパク成分

分画	タンパク	基準平均値（mg/dL）
アルブミン	アルブミン	4,400
グロブリン α_1	α_1 アンチトリプシン	290
	α_1 酸性糖タンパク	90
α_1，α_2	GCグロブリン	35
	セルロプラスミン	30
α_2	ハプトグロビン	160
	α_2 マクログロブリン	240
	α_2 HSタンパク	60
β	β リポタンパク	530
	トランスフェリン	320
	β_1 C（C3）	100
	β_1 E（C4）	30
	ヘモペキシン	100
β，γ	C反応性タンパク（CRP）	<0.1
γ	IgG	1,300
	IgA	210
	IgM	140
	IgD	<3
	IgE	<0.06

（松田重三：症例から学ぶ血漿蛋白の見方・考え方—蛋白分画と免疫電気泳動像—．医歯薬出版，1991．p.8〜9 表1改変）

中等度の高タンパク血症は膠原病，慢性感染症，肝硬変などの多クローン性免疫グロブリン増加でみられるが，しばしばアルブミン減少によって相殺され，正常ないし軽度増加にとどまる．

低タンパク血症の場合もまず血液の希釈がないか確認する．真の低タンパク血症のほとんどはアルブミンの低下によるものである．特にタンパクの摂取不足，腸管での吸収障害，肝臓でのタンパク合成障害，ネフローゼ症候群やタンパク漏出性胃腸症などのアルブミン漏出，急性感染症や甲状腺機能亢進症などでのタンパク異化亢進のほか，リンパ増殖性疾患，抗癌薬や副腎皮質ステロイド投与による低免疫グロブリン血症によるものがある．

表2 血清タンパク分画の増減と主な疾患，病態

分画	増　加	減　少
アルブミン	血液濃縮	栄養障害，肝実質障害，ネフローゼ症候群，タンパク漏出性胃腸症，吸収不良症候群，火傷，大出血，手術，消耗性疾患，感染症
α_1	急性感染症，心筋梗塞，悪性腫瘍，膠原病	肺気腫（先天性 α_2 AT 欠損症），ネフローゼ症候群，栄養障害
α_2	ネフローゼ症候群，感染症，腎癌	肝障害，溶血性貧血，悪性腫瘍（特に前立腺癌）
β	鉄欠乏性貧血，妊娠，全身性エリテマトーデスを除く膠原病	アルブミン減少と同様，無トランスフェリン血症
γ	慢性感染症，膠原病，慢性肝疾患，悪性腫瘍，リンパ増殖性疾患，骨髄腫，原発性マクログロブリン血症	骨髄腫（特にベンスジョーンズ型），先天性無ガンマグロブリン血症，悪性リンパ腫，副腎皮質ホルモン長期投与

血清タンパク分画

セルロースアセテート膜電気泳動法では，アルブミンとα_1，α_2，β，γ の4分画のグロブリンに分けられる（**表1**）．

多くの場合，各タンパク分画の変動はこれら主要タンパクの増減によるものであり，それぞれの分画の増減およびアルブミンの増減の組み合わせにより，病態が推定される．単一クローン由来の免疫グロブリンが増加すると，電気泳動像（デンシトメトリーによる）で，幅の狭いシャープなピークとして主にγ分画に泳動され，Mタンパクとよばれる（**図2**）．

基準値
① アルブミン：63.5〜72.7％（3.6〜4.8 g/dL）
② α_1 分画：1.2〜3.3％
③ α_2 分画：6.4〜9.0％
④ β 分画：6.5〜9.4％
⑤ γ 分画：8.6〜17.4％

（昭和大学藤が丘病院，セルロースアセテート膜法）

タンパク分画の異常を起こす疾患，病態

それぞれの分画の増減と疾患，病態の関係について**表2**に示す．主なタンパク分画異常の型について述べる．

急性炎症型：アルブミン分画の減少とα_1，α_2 分画の増加を示す．α_1 アンチトリプシン（α_1 AT）やハプトグロビンなどの，急性相反応物質に属するタンパクの増加によるものである．C反応性タンパク（C-reactive protein：CRP）もこれに属するが，量が少ないためタンパク分画にはほとんど反映されない．
　【疾患】　急性感染症（特に細菌性），心筋梗塞，血栓症，外傷，ショックなど

慢性炎症型：急性炎症型にγ分画の増加を伴ったものである．
　【疾患】　慢性感染症，膠原病，悪性腫瘍など

急性肝障害型：α_2 分画の減少が特徴的で，アルブミンの減少を伴う．α_2 分画の減少はハプトグロビンの低下によるものであり，溶血性貧血でも同様である．γ分画がしだいに増加する場合は肝炎の慢性化が考えられる．
　【疾患】　急性肝炎，溶血性貧血

慢性肝障害型：急性肝障害型にγ分画の増加と，β，γ 分画の谷の部分の増高（デンシトメトリー）が認められる．これは IgG や IgA などの多クローン性増加によるものである．そして谷がほとんどなくなり，β と γ 分画が1つの山あるいは橋が架けられたようになることがあり，β-γ linking，あるいは β-γ bridging とよばれ，特に肝硬変で特徴的である．
　【疾患】　慢性肝炎，肝硬変，肝細胞癌

ネフローゼ型：総タンパク量の著明な低下，アルブミンの著明な減少，α_2 分画の増加と β，γ 分画の減少がみられる．腎臓でアルブミンをはじめとする分子量の比較的小さいタンパクが尿中に失われ，α_2 マクログロブリン，β リポタンパク，IgM などの大きな分子のタンパクが血中に増加する．
　【疾患】　ネフローゼ症候群

Mタンパク血症型：免疫グロブリン（Ig）を産生するBリンパ球系細胞（特に形質細胞）が単クローン性に増殖すると，その細胞が産生する Ig は単一であるため，電気泳動上幅の狭い帯（セルロースアセテート膜上）として主にγ分画（時に α_2 から β 分画）上に検出され，Mバンドとよばれる．デンシトメトリー上は幅の狭いシャープな M ピークとして観察される．これはMタンパクとよばれる（M は monoclonal：単クローン性の頭文字）．IgH 鎖（重鎖）の種類により IgG，IgA，IgM，IgD，IgE 型に，さらに IgL 鎖（軽鎖）の違いにより κ（カッパ）と λ（ラムダ）に分けられる．L 鎖のみの場合はベンスジョーンズ（Bence Jones）タンパクとよばれ，尿中に出てしまうので血液中でほとんど検出されないか，少量検出されるのみである．まれではあるが H 鎖のみ（α 鎖，γ 鎖，μ 鎖）が増加する場合がある（H 鎖病）．Mタンパク血症が疑われたら，免疫電気泳動，免疫グロブリン定量を行う必要がある．Mタンパク血症には良性ないし本態性のもの〔現在意義未確定のMタンパク血症（monoclonal gammopathy of undetermined significance：MGUS）とよばれる〕と，腫瘍性のもの（骨髄腫や原発性マクログロブリン血症）がある．後者ではMタンパク以外の免疫グロブリンの減少がみられること，しばしばベンスジョーンズタンパク尿を伴うことなどが重要な所見である．
　【疾患】　骨髄腫，原発性マクログロブリン血症，H 鎖病，原発性アミロイドーシス，MGUS

サイドメモ

骨髄腫の病期分類について，2005 年に血清 β_2 ミクログロブリン（β_2M）値と血清アルブミン値を用いた新しい国際分類基準，およびそれに基づいた中間生存期間が示されている．
I 期：β_2M＜3.5 mg/L，アルブミン ≧ 3.5 g/dL…62 か月
II 期：I 期またはIII 期でない …………………44 か月
III 期：β_2M ≧ 5.5 mg/L……………………………29 か月

重要ポイント

骨髄腫や原発性マクログロブリン血症では，通常，血清総タンパクの著明な増加（しばしば 10 g/dL 以上）が認められるが，ベンスジョーンズ型骨髄腫ではベンスジョーンズタンパクの分子量が小さいため尿中に排泄され，血清総タンパクはむしろ減少する．

（新倉春男）

15 血糖値，グリコヘモグロビン(HbA1c)，グリコアルブミン

学習の目標 糖尿病の検査として重要な血糖値，HbA1c，グリコアルブミンの生理的意義を，生体内における血糖の調節機構を通して学習する．

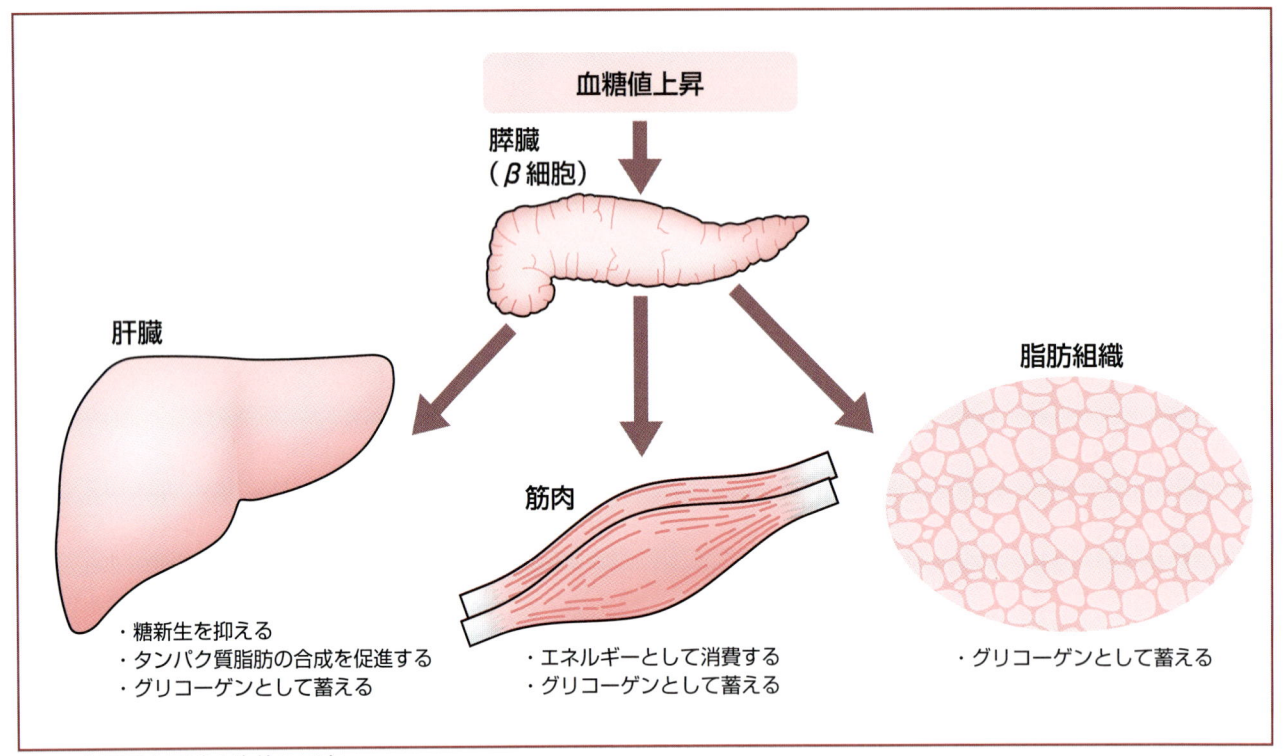

図1 血糖値上昇時の生体の反応

- 肝臓
  - 糖新生を抑える
  - タンパク質脂肪の合成を促進する
  - グリコーゲンとして蓄える
- 筋肉
  - エネルギーとして消費する
  - グリコーゲンとして蓄える
- 脂肪組織
  - グリコーゲンとして蓄える

血糖値とは血液中のブドウ糖濃度を意味する．食物由来のブドウ糖は小腸から吸収されるが，食事をとらなかった場合でも，糖原性アミノ酸などから肝臓で再合成され，適切に供給される（糖新生）．

一方，血糖値が上昇すると膵臓ランゲルハンス島β細胞からインスリンが分泌され，血糖値を下げる方向に働きかける．これらにより血糖値は一定の範囲（60〜140 mg/dL）に維持されている（図1）．

糖尿病とは，これらのバランスの崩れから血糖値が慢性的に高値を維持する状態であり，その病態や原因により次の4つに分類されている（日本糖尿病学会，1999）．
① 1型糖尿病
② 2型糖尿病
③ 遺伝子異常や他疾患に伴う糖尿病
④ 妊娠糖尿病

血糖値の上昇はブドウ糖の尿中排泄増加→尿浸透圧上昇→浸透圧性利尿から多尿，多飲，口渇など古典的な糖尿病症状の原因となり，またエネルギー代謝障害の結果として体重減少を引き起こすが，これらの症状は 250 mg/dL 以上の重度の高血糖で出現する．

250 mg/dL 以下では，自覚症状は軽微なことが多いが，慢性

重要ポイント
血糖値は食事によって変動し，採血後も解糖の進行とともに低下するため，解糖阻止剤のフッ化ソーダの入った採血管を使用するなど，検体採取にあたっては留意点が多い．一方，HbA1cとグリコアルブミンは上記のことなどによって変動しないため，随時採血検体で評価できる．

的な高血糖状態の持続による血管障害や易感染性を合併することが大きな問題となる．

血管合併症は虚血性心疾患，末梢動脈閉塞，脳血管障害などの大血管障害と，末梢神経障害，網膜症，腎機能障害などの細血管障害にわけられる．

合併症を予防するためには，診断基準に則った早期の治療介入が有効であり，また治療開始後は健常者と同じ血糖値に維持するようにコントロールすることが重要である．

一定期間の血糖コントロールの状態を評価できる指標としてグリコヘモグロビン（ヘモグロビンA1c：HbA1c）とグリコアルブミンが用いられている．

血糖値の調節
食物由来の糖代謝
食物由来の糖質には，単糖類，二糖類，多糖類がある．

炭水化物中のデンプンは代表的な多糖類（グルコースが複数結合）であり，唾液・膵液中のアミラーゼによってマルトース（二糖類）に分解される．その後小腸に運ばれ，小腸粘膜に存在するαグルコシダーゼによってグルコース（単糖類）に分解される．

その他の糖質も分解されて単糖類として小腸粘膜から吸収され，門脈を経て循環血液中に供給される．

グルコース以外の単糖類は肝臓でグルコースに変換される．

空腹時の血糖維持
空腹時や絶食時の血糖値は，グリコーゲンの分解（glycogenolysis）と糖新生（gluconeogenesis）によって維持される．

糖新生は，肝臓（一部は腎臓）でアミノ酸やグリセロール（脂肪組織でトリグリセリドから生成）からグルコースを生成することであり，生成後，血中に供給される．

インスリンによる血糖の調節
インスリンは，生体がグルコースからエネルギーを得るために重要である．また血糖値を低下させる体内で唯一のホルモンで，血糖値のコントロールに不可欠である．

血液中のグルコース濃度上昇は最も強力なインスリン分泌刺激で，膵臓のランゲルハンス島β細胞に働きかけ，インスリンの前駆物質（プロインスリン）を合成する．

インスリンは，グルコースを必要としている臓器の細胞に血液中のグルコースを取り込ませ，最終的に解糖系代謝経路を介してエネルギーを産生させる．逆に，過剰にグルコースが存在しているときには肝臓に働きかけ，糖新生を抑制する．

糖尿病
1型糖尿病
膵臓のβ細胞が何らかの要因で破壊され，インスリンが絶対的に不足して発症するのが1型糖尿病である．以前はインスリン依存型糖尿病とよばれ，主に小児に発病する急性のインスリン枯渇の病態をさしていたが，現在の診断基準ではインスリン絶対欠乏を背景とした糖尿病の総称である．

治療にはインスリンの注射投与が不可欠である．

2型糖尿病
インスリンの相対的不足，および肝臓や筋肉などのインスリンの標的臓器の細胞がインスリンに反応しなくなること（インスリン抵抗性）が主体となる糖尿病で，日本における糖尿病の90％以上を占める．

肥満，食事内容や運動不足などの生活習慣が関係している場合が多く，代表的な生活習慣病の1つである．

糖尿病の診断
日本における糖尿病の判定基準（日本糖尿病学会，1999）は次のとおりである．

①早朝空腹時血糖値126 mg/dL 以上
②75g 経口糖負荷試験（75gOGTT）で2時間値200 mg/dL 以上
③随時血糖値200 mg/dL 以上

のいずれかが2回以上認められた場合，糖尿病と診断するとされている．

75gOGTT は日常診療で広く行われている糖尿病診断の検査であるが，血糖値やHbA1c値，臨床症状（合併症の存在，口渇，多飲多尿，体重減少）などから糖尿病の診断が明らかな場合は行わない．

また日本糖尿病学会では2010年7月1日から新しい糖尿病診断基準を設定し，上記の3項目に次の④を加えた．

④HbA1c値が判定基準値である6.5%〔日本糖尿病学会（JDS）値6.1%〕を超えた場合．

グリコヘモグロビン〔ヘモグロビンA1c（HbA1c）〕
ヘモグロビンにはα，βのタンパク鎖が各2本あり，各タンパクのN末端にグルコースが結合している．ヘモグロビンにグルコースが結合したものをHbA1と総称し，HbA1cはこのうちβ鎖末端に結合したグルコースの総量を意味する．ヘモグロビンが血中でグルコースに曝露された量に比例するため，赤血球寿命から採血時の直前30日間の血中のグルコース濃度をよく反映する指標となる．

糖尿病患者の血糖コントロールの指標として広く用いられており，さまざまな臨床研究の結果，HbA1cの値を6.5%以下に保つことが糖尿病に伴う血管合併症の発症予防や進展防止につながることが示されている．

> **サイドメモ**
> **グリコヘモグロビンの国際標準化**：HbA1cの測定は，日本で採用しているJDS（Japan Diabetes Society；日本糖尿病学会）値と，欧米を中心に普及しているNGSP（National Glycohemoglobin Standardization Program）値とで算出方法が異なる．近年NGSP値（%）は1.019×JDS値（%）＋0.30であることから，NGSP値が約0.4%高いことも判明した．これまで診断基準で言及していた「HbA1c 6.5%以上」はNGSP値相当であるが，これらのデータをふまえ，新しい診断基準（2010年7月1日，日本糖尿病学会）では日本で日常測定されているJDS値について盛り込み，HbA1c値は「6.5%以上」（6.1%以上〔JDS値〕）と記載されるようになった．

グリコアルブミン
HbA1cは赤血球の寿命が短縮する病態（貧血，出血，肝硬変など）では実際よりも低値に検出されるため，それに代わる検査としてグリコアルブミンがあげられる．

グリコアルブミンはアルブミンとグルコースが結合して形成されるケトアミンであり，採血時から過去14〜21日間の平均血糖値を反映すると考えられている．したがって，HbA1cよりも最近の血糖コントロールを反映することとなる．

グリコアルブミン値は，血糖コントロールが安定しているときはHbA1cの約3倍の値になる．

将来の展望
糖尿病患者は増加の一途であり，本稿に記載した検査項目とその背景は重要である．診断基準や検査値（単位）も世界的な標準化に向かっており，最新の情報を常に入手しておきたい．

（前川真人）

16 血清鉄(Fe)，総鉄結合能(TIBC)，不飽和鉄結合能(UIBC)，フェリチン

学習の目標 鉄代謝についての基礎知識を養い，血清鉄(Fe)，総鉄結合能(TIBC)，不飽和鉄結合能(UIBC)，フェリチンの臨床検査としての関連性について理解する．

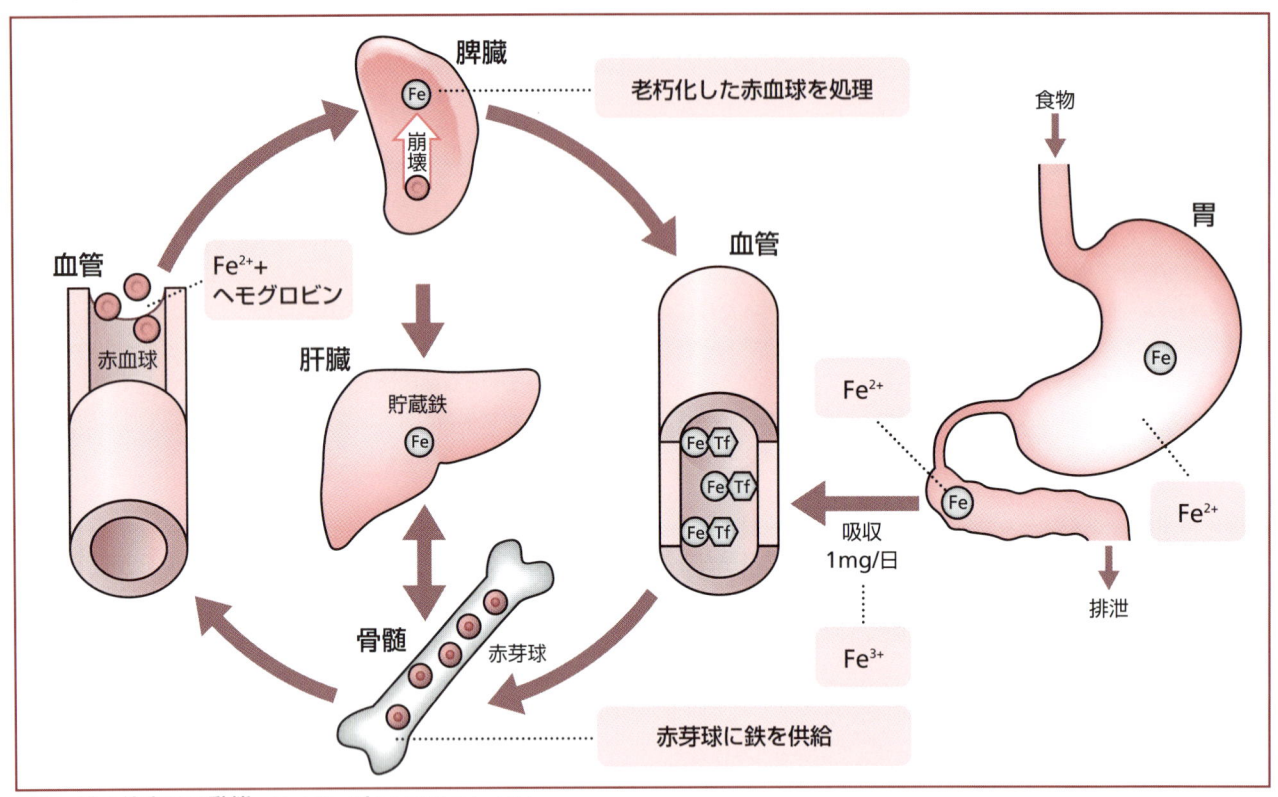

図1 鉄の体内での動態．Fe：鉄，Tf：トランスフェリン

成人における体内の鉄の総量は約3～4gで，その約60～70%はヘモグロビン鉄として赤血球内に存在し，20～30%はフェリチンやヘモジデリンなどの貯蔵鉄として，肝臓，脾臓，筋肉および骨髄などの組織に分布している．

血清鉄は血漿中のトランスフェリンと結合したかたちで存在し，体内総鉄量の0.1%ほどである．

総鉄結合能(total iron binding capacity：TIBC)とは，トランスフェリンが結合しうる鉄の総量であり，血漿鉄が減少すると生体の代償作用として，このうちの鉄と結合していない不飽和鉄結合能(unsaturated iron binding capacity：UIBC)が増加し，効率よく鉄を吸収しようとする．このため，血清鉄，UIBC，TIBC，血清フェリチンは鉄代謝の指標となる(表1)．

血清鉄の基準範囲には性差があり，男性で80～200μg/dL，女性で60～180μg/dLである．また血清鉄は，大きな日内変動を示し，早朝に高く，以後，漸減し，夜間就眠中が一番低い．

したがって，測定値を比較する場合の注意点は，一定時刻に採血した検体の，その測定結果で判定することである．

鉄が欠乏すると，まず貯蔵鉄が減少し，次いで血清鉄の低下をきたす．そして血清鉄の低下が高度になるに伴い赤芽球への鉄の取り込みが減少し，ヘモグロビン合成ができなくなり，貧血(鉄欠乏性貧血)が生じる．

鉄代謝(図1)

鉄は消化管や皮膚の上皮細胞が剥離することで1日に約1mgが失われる．一方，食物として1日に10～15mg程度摂取され，その10%にあたる0.6～1.5mgが主として胃と上部消化管(十二指腸，空腸)粘膜で吸収される．

食物中の鉄はFe^{3+}の化合物として存在し，胃酸によってFe^{2+}に還元される．小腸粘膜細胞で吸収された鉄(Fe^{2+})は上皮内でFe^{3+}に酸化され，血漿中のβグロブリンの1つであるトランスフェリンと結合し，血中を循環して骨髄に運ばれる．骨髄では赤芽球に取り込まれ，ヘモグロビンの生成に利用される．

小腸で吸収された鉄の一部は貯蔵鉄として蓄えられる．また，赤血球の崩壊に伴って遊離した鉄も貯蔵鉄として肝臓や脾臓などに蓄えられる．貯蔵鉄は必要に応じて血中に戻り，トランスフェリンと結合して循環する．鉄の腸からの吸収量は主として体内の鉄貯蔵量に左右され，鉄欠乏状態になると，より多量の鉄が吸収される．生理的には鉄需要量が増大する小児，妊婦で鉄吸収量は増加する．

表1　各種病態における血清鉄，鉄結合能，フェリチンの関係

病態	血清鉄	TIBC, UIBC	フェリチン
鉄欠乏性貧血	減少	上昇	減少
慢性失血	減少	上昇	減少
真性多血症	正常〜減少	上昇	減少
慢性炎症性疾患	減少	減少	上昇
トランスフェリン欠乏症	減少	減少	上昇
多量の輸血	上昇	減少	上昇
ヘモクロマトーシス	上昇	減少	上昇
再生不良性貧血	上昇	減少	上昇
溶血性貧血	不定	不定	上昇
急性肝炎	上昇	正常〜減少	上昇
肝硬変症	上昇〜正常	減少	上昇

表2　鉄欠乏状態における検査データの推移

検査項目など	正常	潜在性鉄欠乏	鉄欠乏性貧血
血清フェリチン	正常	減少	減少
血清鉄	正常	減少	減少
UIBC	正常	増加	増加
貧血	なし	なし	あり
赤血球形態	正常	正常	小球性，低色素性

血清フェリチン濃度はトランスフェリンと同様に免疫化学的にタンパク量として測定する．

血清鉄が増加する疾患

再生不良性貧血
再生不良性貧血では汎血球が減少し，鉄の利用低下を起こすため，鉄過剰状態となる．

溶血性疾患
血液型不適合輸血による溶血反応はもとより，種々の溶血性貧血や悪性貧血による赤血球の持続的な破壊が亢進し，血清鉄が増加して不飽和鉄結合能は著しく減少する．

肝実質性障害
肝臓にはフェリチン，ヘモジデリン，チトクロムなどの形で多量の鉄が含まれているので，肝細胞破壊で貯蔵鉄が血中に放出される．トランスフェリンは合成低下し，鉄結合能も減少する．

多量の輸血
輸血された赤血球は早晩体内で破壊されて鉄が遊離するが，鉄の排出経路がないために，多量の頻回輸血で血清鉄は増加する．体内のフェリチンが鉄で飽和されると，余分の鉄はヘモジデリンを形成して組織に沈着し，ヘモジデローシスとなる．

血清鉄が減少する疾患

鉄欠乏性貧血
鉄欠乏によって貯蔵鉄，血清鉄が低下する．トランスフェリンが多量に産生されるため，TIBCは増加する．

鉄の欠乏後すぐに貧血になるわけではなく，当初は貯蔵鉄が使用される．貯蔵鉄が枯渇し，血清鉄も減少すると貧血になる．さらに鉄が欠乏すると，組織の鉄が不足し，スプーン(さじ)状爪，舌炎，嚥下障害などが出現する〔プラマー・ヴィンソン症候群(Plummer-Vinson症候群)〕．なお，鉄欠乏性貧血患者では土や氷を食べること(氷食症)があり，これを異食症という．

慢性失血
出血によって体外に失血した場合，体内の貯蔵鉄が枯渇し，血清鉄は低値を示し，鉄欠乏性貧血をきたす．

感染症，悪性腫瘍，膠原病
これらの疾患ではしばしば血清鉄が減少し，総鉄結合能も低下する．

> **サイドメモ**
> 鉄欠乏状態が進行するに従って，検査データも変化する．したがって，各種検査項目を組み合わせることで，鉄欠乏状態を診断することができ(表2)，早期に予防，治療を始めることができる．

トランスフェリン

トランスフェリンは糖タンパクで，βグロブリン分画の主な成分である．鉄は単体では反応性に富み，有害であるため，血液中ではトランスフェリンと結合し，安定することで毒性を抑えている．血清中の鉄の99%以上はトランスフェリンと結合し，トランスフェリンの1分子はFe^{3+} 2原子と結合できる．

トランスフェリンはアルブミンとほぼ同じ代謝のフィードバック機構で，炎症のマーカーとして減少し，糸球体基底膜の破壊で尿中に排出され，代償的に肝臓での合成量は増加する．

TIBCとUIBC

正常血清ではトランスフェリンの1/3が鉄と結合し，残る2/3は遊離型で鉄との結合力を有している．この鉄と結合していないトランスフェリン量を不飽和鉄結合能(UIBC)といい，TIBCとUIBC，血清鉄の間で，次の関係が成り立つ．

TIBC＝UIBC＋血清鉄

フェリチン

フェリチンとは，アポフェリチンというタンパク質とFe^{3+}からなる水溶性タンパク質で，肝臓，脾臓，胎盤などで合成され，組織の貯蔵鉄の役割を担っている．組織貯蔵鉄量を反映し，鉄欠乏状態では低値，鉄過剰状態では高値を示す．

血清フェリチン濃度には大きな性差と個人差があり，成人男性で約30〜300 ng/mL，女性では約10〜120 ng/mLであるが閉経後は男性の基準値に近づく．成長期には低値傾向，加齢に伴い増加傾向を示す．種々の悪性腫瘍で高値を示す．

測定法

血清鉄の測定法は，タンパクと結合している鉄を遊離させた後，キレート剤と鉄イオンとの化学反応を利用した直接比色法がよく使われている．キレート剤はトリピリジルトリアジン，σフェナントロリン，バソフェナントロリンが知られているが，バソフェナントロリンが最もよく用いられている．

血清のTIBCは，血清検体に無機鉄を加えてタンパク結合鉄量か，免疫学的にトランスフェリンのタンパク量として測定する．UIBCは[血清総鉄結合能−血清鉄量]として求められる．

> **重要ポイント**
> 鉄代謝にかかわる検査値の異常：血清鉄を軸として，TIBC，UIBC，フェリチンを組み合わせて判定することが大切である．

将来の展望

鉄代謝は赤血球造血と大きな関係があるため，生化学検査，血液検査と分けて考えず，病態を理解することが重要である．

(前川真人)

17 総コレステロール，HDL コレステロール，LDL コレステロール，トリグリセリド

学習の目標 検診にも一般診療にも非常に重要な項目である．検査としての意義を理解するためにも，脂質（油）がリポタンパクという形をとることによって血液という水成分に溶けている巧妙な構造も含め，生体内の脂質代謝などの生化学的知識も合わせて学習する．

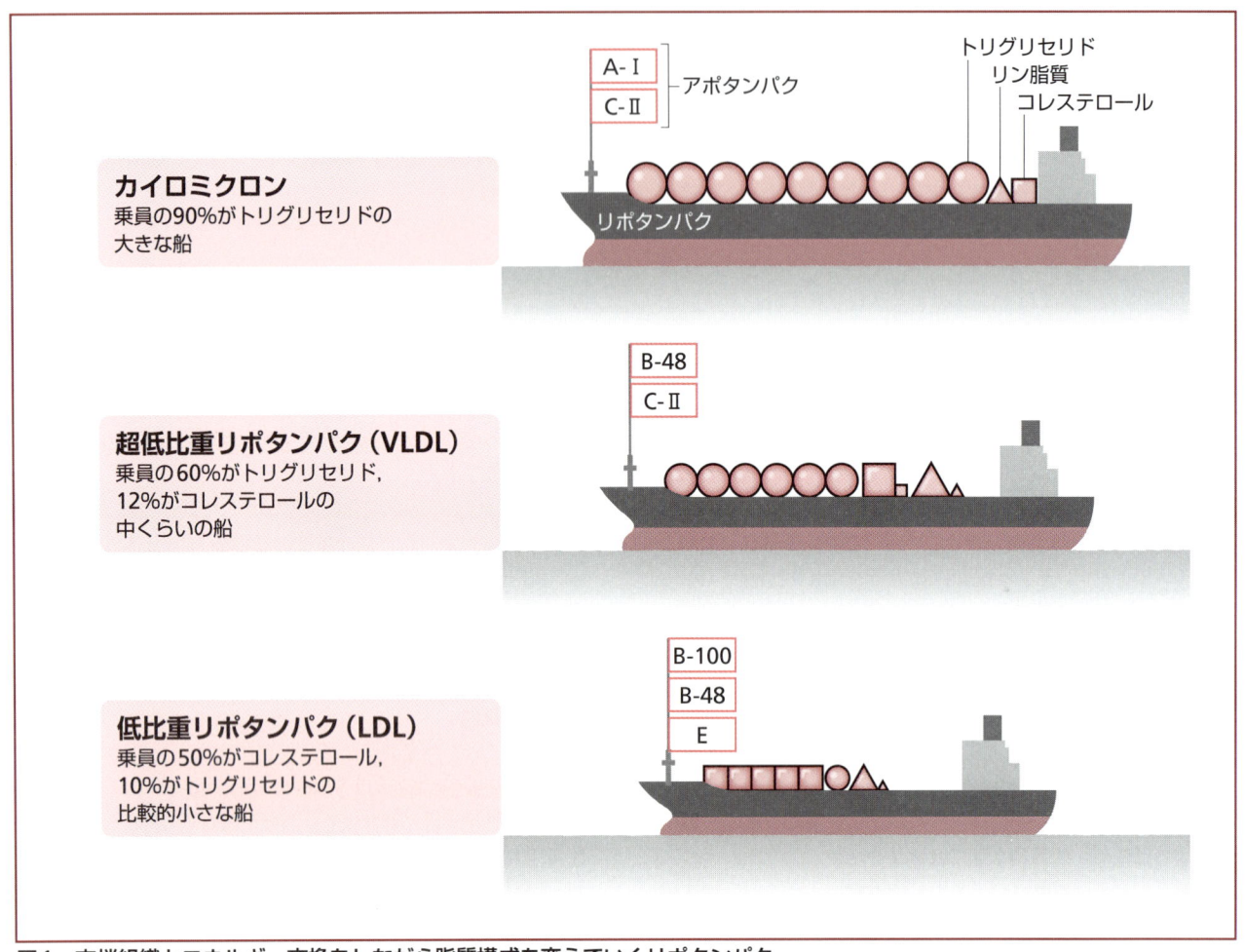

図1　末梢組織とエネルギー交換をしながら脂質構成を変えていくリポタンパク

カイロミクロン
乗員の90%がトリグリセリドの大きな船

超低比重リポタンパク（VLDL）
乗員の60%がトリグリセリド，12%がコレステロールの中くらいの船

低比重リポタンパク（LDL）
乗員の50%がコレステロール，10%がトリグリセリドの比較的小さな船

アポタンパク：A-I, C-II（カイロミクロン）／B-48, C-II（VLDL）／B-100, B-48, E（LDL）
リポタンパク／トリグリセリド／リン脂質／コレステロール

厚生労働省による国民栄養・健康調査によると，高比重リポタンパク（high-density lipoprotein：HDL）コレステロール，低比重リポタンパク（low-density lipoprotein：LDL）コレステロール，トリグリセリド（中性脂肪）のいずれかに異常値を認める20歳以上の成人は40%を超えており，脂質異常症は日本で最も有病率の高い生活習慣病の1つである．

本症は自他覚症状が全くない疾患であるが，心筋梗塞，狭心症などの心血管イベントの重要なリスクファクターであり，その正しい診断と治療への早期介入の必要性は明らかである．

脂質検査は2008年から施行されている特定検診（メタボ検診）においても必須検査項目に含まれ，有病者，予備軍の抽出に国をあげて取り組んでいる．

脂質異常症の基本検査項目としては，①総コレステロール，②トリグリセリド（中性脂肪．140 mg/dL 以上），③ HDL コレステロール 40 mg/dL 未満，④ LDL コレステロール 150 mg/dL 以上を脂質異常症の診断基準としている．これらの項目を組み合わせて判断することで，脂質代謝の状態と動脈硬化疾患のリスクを推察できる．また数値の高低だけではなく，脂質の"質"の問題が注目されている．

サイドメモ

高脂血症から脂質異常症へ名称変更：動脈硬化性疾患予防ガイドライン 2007 年版（日本動脈硬化学会）から，一般に浸透していた「高脂血症」から「脂質異常症」という名称が用いられるようになった．というのは高トリグリセリド血症，高コレステロール血症だけでなく，低 HDL コレステロール血症を含む病態を「高脂血症」ということは誤解を生むからである．また，海外では hyperlipidemia と dyslipidemia を明確に分けて記載していることにならったものである．「脂質異常症」は動脈硬化のリスクファクターとして脂質が異常値を呈していることを意味する診断名である．

生体内の脂質代謝
血中の脂質の移動
脂質は血液中に安定して存在するためにリポタンパクという構造をとっている．リポタンパクは球状の形態をしており，表層は親水性，内部は疎水性の成分で構成されている．トリグリセリドやコレステロールは疎水性の脂質であり，内部にある核の部分に安定して存在することができる．

リポタンパクは中に含む脂質の種類やその割合によってカイロミクロン，超低比重リポタンパク(very-low-density lipoprotein：VLDL)，中間比重リポタンパク(intermediate-density lipoprotein：IDL)，LDLなどに分けられ，それぞれ末梢組織とエネルギー交換しながら内部脂質の組成を変えていく．

またアポタンパクとよばれるタンパク質が表面に存在し，これが各リポタンパクの移動先や性質を決定する旗印のような役割を担っている．すなわちリポタンパクは，海を泳げないさまざまな種類の脂質が決められた数だけ乗り込んだ船であり，船の行き先はアポタンパクの旗でわかるという仕組みである．いろいろな組織で乗組員の受け渡しを行い，乗員構成を変化させながら体内で代謝循環を行っている(図1)．

トリグリセリド
食事に含まれる脂肪が小腸から吸収されてカイロミクロンに含まれる形で産生される外因性トリグリセリドと，肝臓でVLDLとして合成される内因性トリグリセリドがある．エネルギー貯蔵を目的とした脂質であり，末梢の組織や筋肉に取り込まれてリポタンパクリパーゼ(lipoprotein lipase：LPL)によって分解され，グリセロールと遊離脂肪酸になってエネルギー源となる．

トリグリセリドと動脈硬化の直接的関連性については一定の見解は得られていないが，内臓脂肪蓄積などとの関連が強いことから，メタボリック症候群の診断基準の1つになっている．

コレステロール
コレステロールそのものは，細胞膜の成分として，またステロイドなどのホルモン，胆汁酸，ビタミンDを合成するための材料として使われる．善玉・悪玉コレステロール(下記参照)はリポタンパクの形態としてのコレステロールを指している．

- LDLコレステロール：肝臓で合成されたVLDL(トリグリセリドを多く含む)がLPLにより末梢組織とエネルギーのやり取りを行った結果，内部のトリグリセリドを消費してコレステロール含有量が高くなったもの．LDLコレステロールの増加は冠動脈疾患(心筋梗塞，狭心症)の発症率を上昇させるので「悪玉コレステロール」とよばれる．500人に1人(ヘテロ)と頻度の高い遺伝性疾患である家族性高コレステロール血症は高LDLコレステロール血症を特徴とし，若年性心筋梗塞の発症背景となる．
- HDLコレステロール：主に肝臓と小腸で合成される．他のリポタンパクと異なり約50%がアポタンパクで構成されているのが特徴である．過剰のコレステロールを肝臓に運び込み，他のリポタンパクとして再利用したり胆汁酸として排泄する際の輸送リポタンパクとして働く．HDLは自分の表面にある親水性のコレステロールを疎水性に変えて内部に移動させ，空いた表面の空隙に新しいコレステロールを引き抜いてくることで末梢の余剰コレステロールを回収する．HDLコレステロール値と冠動脈疾患の発症率が逆相関するため，「善玉コレステロール」とよばれ，40 mg/dL未満でリスクが急激に上昇する．

LDLコレステロールの測定
フリードワルド(Friedewald)の計算式
LDLコレステロール値を求める簡易計算式である．〔総コレステロール値(mg/dL)－HDLコレステロール値(mg/dL)－トリグリセリド値(mg/dL)を5で除した値〕．VLDLに含まれるコレステロールは平均トリグリセリドの1/5(重量)であるという仮定に基づいている．ただし，トリグリセリド値が400 mg/dL以上になるとVLDLやカイロミクロンのコレステロール含有量はトリグリセリドの1/5よりも少なくなり，その結果，LDLコレステロール計算値は実際の値と乖離する．

LDL直接測定法
現在，一般診療で行われているLDLコレステロールの測定は日本で開発された「直接測定法」である．界面活性剤で特定のリポタンパクを選択的に阻害(または消去)し，LDLのみを特異的に測定する方法である．ちなみに，HDLも直接測定法が使用されている．

LDLの質的検査
変性LDL
正常なLDLの一部が修飾されたもので，①糖化LDL，②アセチル化LDL，③酸化LDLなどが知られている．酸化LDLは免疫細胞や血管内皮細胞から生成された活性酸素によって生成されるが，通常のLDLの代謝経路にうまく入り込めないため，異物として認識されて血管の動脈硬化の原因となり，冠動脈疾患の独立したリスクファクターとして認識されている．

2008年，代表的な酸化LDLとしてマロンジアルデヒドLDLの測定が心筋梗塞や狭心症と診断された糖尿病の患者で保険適応が認められた．

小型高密度LDL(small dense LDL：sdLDL)
通常のLDLの直径が26〜27 nmに対し，直径25.5 nm以下のLDLを指し，動脈硬化の独立したリスクファクターと考えられている．高トリグリセリド血症を背景に生成されるといわれている．通常のLDLの代謝スイッチに結合されにくく，なかなか代謝されないため血液中に滞留する時間が長く，血管内皮および流血中の活性酸素によって酸化LDLになりやすい．また粒子サイズが小さいため，血管内皮細胞の隙間を通過しやすいことが動脈硬化の原因になるといわれている．

> **重要ポイント**
> 脂質異常症の判定は脂質検査が中心となって行われる．しかし，高コレステロール血症は甲状腺機能低下症やネフローゼ症候群によっても生じ，逆に低コレステロール血症は甲状腺機能亢進症などでも認められる．したがって，家族性か，他の疾患によるものなのか，鑑別する必要がある．

将来の展望
冒頭で述べたように，脂質異常症は代表的な生活習慣病の1つであり，その臨床検査は診療にも予防医学にも非常に重要である．脂質異常症や動脈硬化の新しいバイオマーカーの開発が期待される．また，既存の検査項目については測定法の標準化が必要とされており，それが進められている．

〔前川真人〕

18 尿素窒素，クレアチニン，クレアチニンクリアランス，シスタチン C

学習の目標 腎臓の糸球体濾過量を反映する，いわゆる腎機能検査項目の生理的意義を理解する．

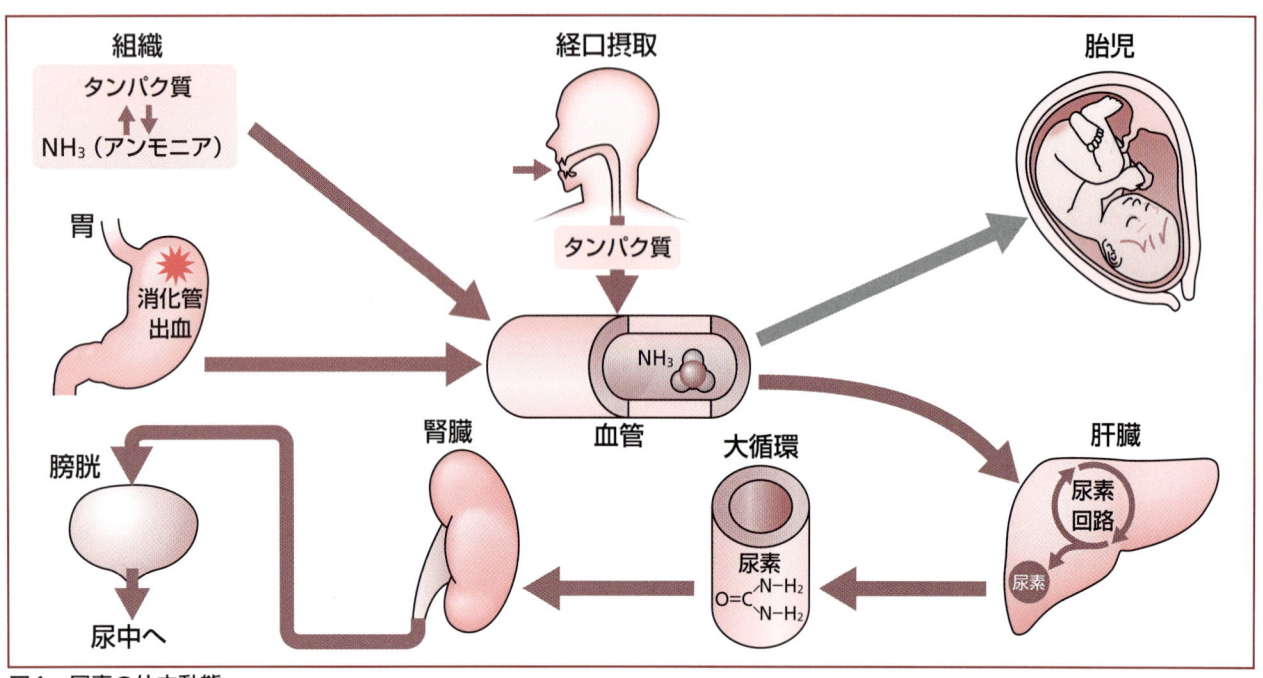

図1 尿素の体内動態

腎臓の重要な働きは糸球体で老廃物を除去し，体液の恒常性を保つことで，この老廃物除去能の指標が糸球体濾過量(glomerular filtration rate：GFR)である．GFR を反映する腎機能検査に，血清尿素窒素(urea nitrogen：UN)，血清クレアチニン(creatinine：Cr)，クレアチニンクリアランス(creatinine clearance：Ccr)，シスタチン C(cystatin C：Cys C)がある．

UN は食物から吸収されたタンパク質や組織タンパクの異化によって体内で生成されたアンモニアが肝臓で無毒化され，細胞内外に拡散したものである(図1)．腎臓の働きが低下すると，濾過しきれない尿素が血中に残り，UN は高値となる．

Cr は筋肉にエネルギーを供給するクレアチンの代謝産物である．糸球体基底膜を通過した後，尿細管で少量が分泌されるのみで，再吸収されることなく尿中へ排出される．尿細管での再吸収がないことから Cr は比較的純粋に GFR を反映する．

しかし UN と Cr は，腎障害がある程度進行するまで高値を示さないので，これらを用いて初期の腎障害の評価はできない．そこで Ccr を算出する必要がある．また，eGFR を計算する．初期の腎障害を評価できるシスタチン C も注目されている．

尿素窒素(UN)
基準範囲

基準範囲は 8〜20 mg/dL．男性は女性に比べてやや高値を示し，年齢とともに増加する．また，日中に高く，夜間に低下する．

異常値を示す疾患

- 上昇：①GFR の低下，②腎血流量の減少(うっ血性心不全やショックなど)，③組織タンパクの異化亢進(外科手術，体内出血，異型輸血，飢餓，高熱など)，④タンパク摂取量の増加，⑤消化管出血(赤血球，血漿タンパクが分解されてアンモニアを生成，吸収して尿素合成量が増加)，⑥脱水症状など．
- 低下：①妊娠(胎児の成長のために窒素が消費され，かつ腎血流量が増加)，②組織タンパクの異化減少，③タンパク摂取量の減少，④重症肝障害(尿素の合成低下)，⑤多尿(尿細管での再吸収が低下)など．

血清クレアチニン(Cr)(図2)
基準値

肝臓でアミノ酸から合成されたクレアチンの約2%が筋肉中で不可逆的にクレアチニンとなるため，生成量はクレアチン量および筋肉量に比例する．したがって男性は女性よりもやや高値を示す．男性 0.7〜1.1 mg/dL，女性 0.5〜0.9 mg/dL．

異常値を示す疾患

- 高値：①GFR 低下，②腎血流量の減少，③Cr 産生増加(タンパク質大量摂取，横紋筋融解など)，④Cr 分泌抑制(H_2 拮抗薬の使用など)．
- 低値：①妊娠，②重症肝障害(Cr の合成低下)，③筋疾患(筋

表1 UNが高値となる疾患

	腎前性	腎性
UN/Cr比	>15	10〜15
疾患・病態	脱水症 高熱 うっ血性心不全 ショック 広範囲の火傷 消化管出血 糖尿病性アシドーシス 腸閉塞	急性・慢性腎炎 尿毒症 ネフローゼ症候群 腎盂腎炎 腎結石 腎梗塞 腎腫瘍 腎硬化症 腎奇形

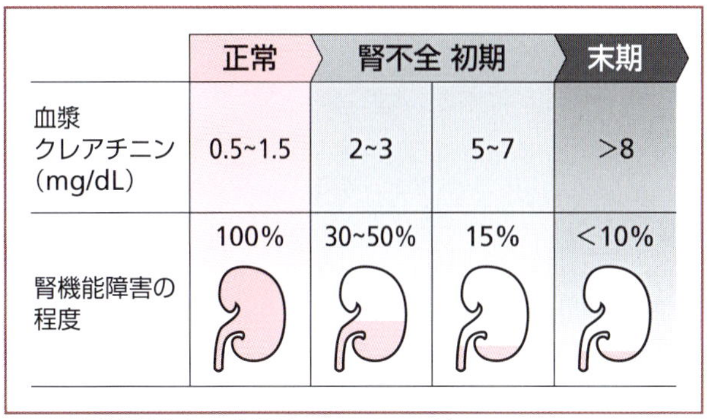

	正常	腎不全 初期		末期
血漿クレアチニン(mg/dL)	0.5〜1.5	2〜3	5〜7	>8
腎機能障害の程度	100%	30〜50%	15%	<10%

図2 腎機能障害と血漿クレアチニン値

表2 腎機能検査の感度と問題点

検査項目	検体	感度(GFR mL/分換算)	腎前性の影響や問題点
クレアチニン(Cr)	血清/血漿	<30	骨格筋量 運動量による個人内変動 炎症
尿素窒素(UN)	血清/血漿		食事の影響 組織タンパクの異化や肝機能 消化管出血,火傷
クレアチニンクリアランス(Ccr)	血清/血漿 尿	<70	蓄尿の正確性 蓄尿が必須
シスタチンC(Cys C)	血清	<70〜80	HIV感染で偽低値 黒色腫,直腸癌,甲状腺機能亢進症,副腎皮質ステロイド投与などで偽高値

ジストロフィーなど筋萎縮性疾患),④多尿(Cr排泄量増加).

UN/Cr

Crは比較的純粋にGFRとの相関がみられるが,UNは次の2つの理由から,GFR以外にも多くの要因に影響される.したがってUN/Cr比から腎前性か腎性か鑑別できる(表1).
①尿素の産生は一定でない.
②尿素の40〜50%が尿細管で再吸収される.

クレアチニンクリアランス(Ccr)
クリアランスの概念

尿中に排泄される物質はすべて血漿に由来するため,尿中への排泄量=血中からの消失量という等式が成立する.右辺は,血中濃度$[Pa]$(mg/dL)×血漿量$[Ca]$(mL/分)であるので,Ca=尿中濃度$[Ua]$(mg/dL)×尿量$[V]$(mL/分)/Paとなる.

この血漿量$[Ca]$がクリアランスと定義されており,次の条件を満たすときに,GFRと一致する.
①糸球体基底膜を自由に通過できる.
②血中濃度が比較的一定である.
③尿細管で分泌や再吸収を受けない.

この条件を満たす理想的な物質はイヌリンであるが,このイヌリンの検査法は複雑なため,Ccrが代用される.

クレアチニンクリアランス(Ccr)の求め方

クレアチニンは尿細管で少量(10〜15%)が分泌されるため,真のGFRよりもやや高値となる.しかし比較的上記の3つの条件を満たしていること,内因性物質であるため投薬の必要がないため,GFR測定に頻用されている.日本人の平均体表面積($1.73 m^2$)と体表面積$A(m^2)$で補正して次の式で求める.

$$Ccr(mL/分) = \frac{Ua \times V}{Pcr} \times \frac{1.73}{A}$$

Ccrの基準範囲は男性が女性よりもやや高く,男性90〜120mL/分,女性80〜110mL/分である.2時間蓄尿する2時間法と24時間蓄尿する24時間法がある.

血清Crの上昇に比べ,Ccrは腎機能低下を反映してより早く低下するため,初期の腎障害の評価が可能である.

近年の慢性腎臓病(chronic kidney disease:CKD)の増加に伴い,血清Cr,年齢,性から日本人のGFRを推算(eGFR)し,CKDの診療に用いるようになった.計算式は以下のとおりで,各病院で自動計算されて検査値の1つとして利用されている.

GFR(糸球体濾過量)の推算式(単位:mL/分/$1.73 m^2$)
男性のeGFR = $194 \times Cr^{-1.094} \times$年齢$^{-0.287}$
女性のeGFR = $0.739 \times$男性のeGFR

シスタチンC

シスタチンC(Cys C)は全身の有核細胞で産生される分子量13 kDの塩基性低分子タンパクである.血中のCys Cは他の血漿タンパクと複合体を形成しないため,容易に糸球体で濾過される.濾過されたCys Cの99%以上が近位尿細管で再吸収を受けるため血中再循環がない.炎症などの細胞内外の環境変化に影響を受けず,一定の割合で産生される.

Cr,UN測定に比べて,Cys Cは筋肉量や食事,運動の影響を受けにくく,腎前性の影響も少ない特徴がある.また,CrがGFR 30 mL/分前後で上昇するのに対し,Cys CはGFR 70 mL/分前後の軽度〜中等度の腎機能障害でも上昇することから,腎機能障害の早期診断に有用である.

将来の展望

慢性腎臓病(CKD)患者は増加の一途をたどっている.これらの患者を早期に診断・治療し,進行を予防することは非常に大切である.そのため表2の検査の感度と問題点を理解して活用することが大切である.また,eGFRやこれから開発される腎障害のバイオマーカーにも注目したい.

(前川真人)

19 尿酸

学習の目標　日本では，尿酸代謝異常による高尿酸血症および痛風の患者は増加しており，健診などで早期に発見して予防・治療を行う必要がある．そのためには尿酸代謝および検査値の読み方を理解できる．

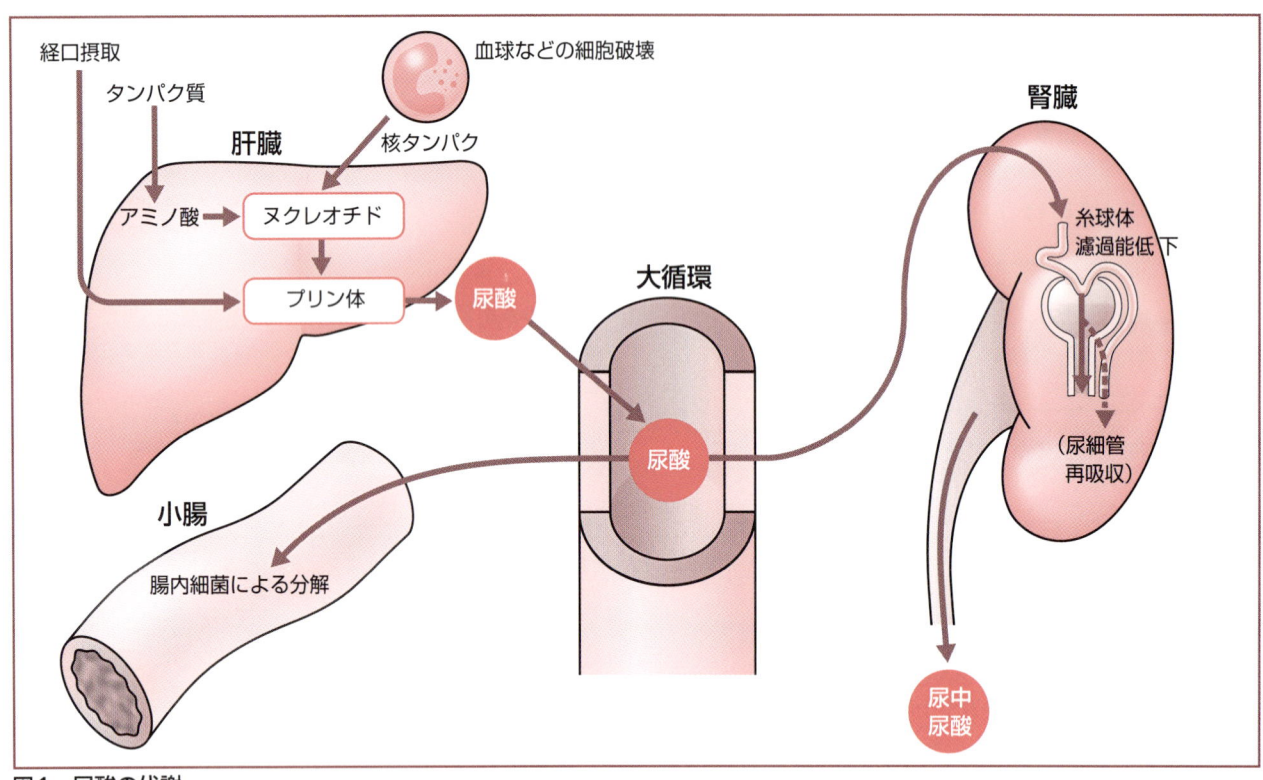

図1　尿酸の代謝

食物由来のプリン体や，核酸，ヌクレオチドに含まれるプリン体は，最終的には尿酸として尿中に排泄され，血清尿酸値は一定の濃度に保たれている．しかし，食物由来あるいは体内の尿酸の産生が亢進している場合や，腎臓からの排泄が低下している場合は，血清尿酸値は上昇して高尿酸血症を呈する（図1）．高尿酸血症では，尿酸塩が結晶化して関節などの組織に沈着し，痛みを引き起こすと痛風（gout）とよばれる．また，尿中尿酸値が上昇すると尿路結石を生じやすくなる．

血清尿酸値は男女差があって男性で高い傾向があり，年齢差としては，男性は思春期から高くなって20歳代にピークになり，一方女性は閉経後から上昇するとされている．しかし，日本痛風・核酸代謝学会の『高尿酸血症・痛風の治療ガイドライン』では，性別・年齢を問わず血漿中の尿酸溶解濃度7.0 mg/dLを正常上限とし，これを超えるものを高尿酸血症と定義している．生理的な変動としては，大量の飲酒後，激しい無酸素運動後，絶食後，脱水状態の後にそれぞれ高値になることがある．

尿酸代謝（図1）

核酸にはピリミジン塩基とプリン塩基という2種類の塩基が含まれているが，このうちプリン塩基であるアデニンとグアニンは異化作用によって尿酸を生じる．

血清の尿酸は3つの経路に由来する．第一は体内のデオキシリボ核酸（deoxyribonucleic acid：DNA），リボ核酸（ribonucleic acid：RNA）あるいはアデノシン三リン酸（adenosine triphosphate：ATP）のようなプリンを含む分子の代謝によるもの，第二は新規合成によるもの，第三は食物由来の核酸の分解によるものである．

血中の尿酸は，生理的pHの条件では多くはイオン化して尿酸ナトリウム塩の形で存在するが，高値になると関節滑膜や尿中で沈殿し，痛風や尿酸結石を起こす．

尿酸の大部分は腎臓から排泄され，まず糸球体で濾過された後，近位尿細管で多くが再吸収され，濾過された量の約10%が尿中に排泄される．また少量であるが尿酸は消化管にも排泄され，腸内細菌によって分解される．

高尿酸血症を呈する疾患

高尿酸血症は，体内での尿酸の過剰産生による①尿酸産生過剰型，腎臓からの尿酸排泄の低下による②尿酸排泄低下型，両者が関与する③混合型に分けられる．この鑑別には，高プリン食制限下絶食飲水負荷時の尿中尿酸排泄量（E_{UA}），尿酸クリアラ

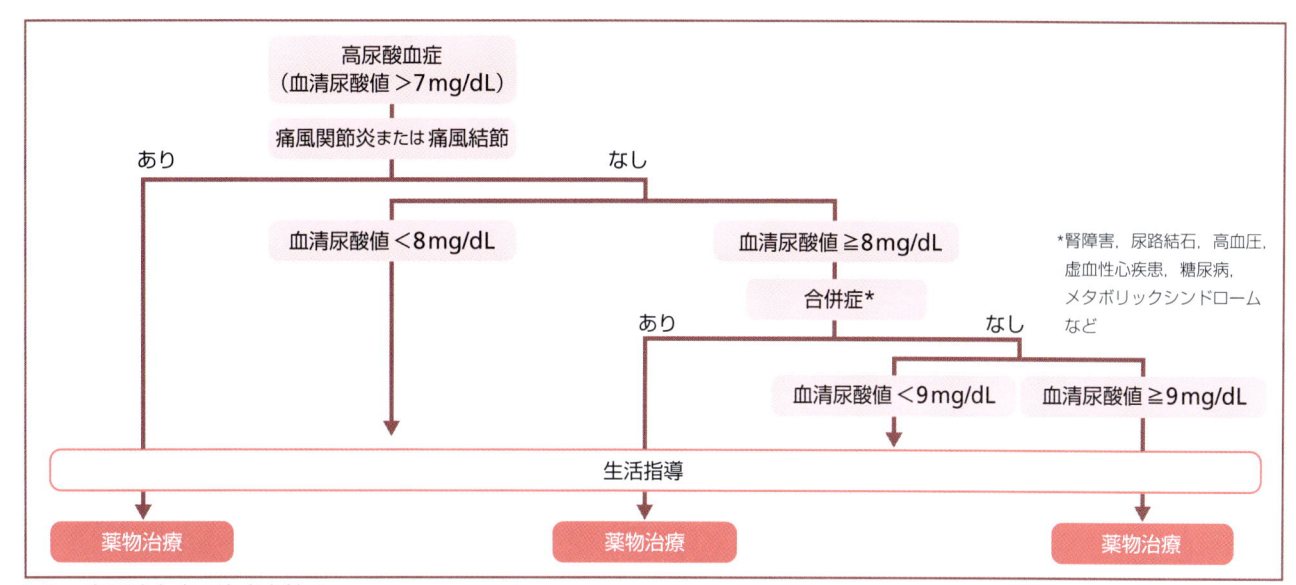

図2　高尿酸血症の治療方針（日本痛風・核酸代謝学会 治療ガイドライン作成委員会「高尿酸血症・痛風の治療ガイドライン 第2版」，メディカルレビュー社，2010より）

ンス（C_{UA}），腎機能に関する補正のためのクレアチニンクリアランス（C_{cr}）を測定する．$E_{UA}>0.51$ mg/kg/時間であれば尿酸産生過剰型，$C_{UA}<6.2$ mL/分であれば尿酸排泄低下型と考える．

①の尿酸産生過剰型の疾患には，原発性としてヒポキサンチン・グアニン・ホスホリボシルトランスフェラーゼ（hypoxanthine guanine phosphoribosyl-transferase：HGPRT）部分欠損症とホスホリボシルピロリン酸（phosphoribosyl pyrophosphate：PRPP）シンテターゼ酵素亢進症が，続発性として骨髄増殖性疾患（慢性骨髄性白血病，真性多血症，原発性血小板血症，骨髄線維症），白血病，悪性リンパ腫，溶血性貧血，レッシュ・ナイハン（Lesch-Nyhan）症候群，筋ホスホフルクトキナーゼ欠損症などがある．

②の尿酸排泄低下型の疾患には，原発性として家族性若年性排泄低下型痛風が，続発性として腎不全，ダウン（Down）症候群，バーター（Barter）症候群，脱水や飢餓，降圧利尿薬，利尿薬，抗結核薬のエタンブトール，免疫抑制薬のシクロスポリンAなどの薬物によるものが含まれる．

③の混合型としては，グルコース-6-ホスファターゼ欠損症や過激な運動，アルコールの多量摂取などがある．

痛風

プリン体の代謝異常によって高尿酸血症をきたし，急性関節炎症状や尿路結石，腎症状を引き起こす症候群をいう．日本では全人口の0.2～0.4％にみられるとされているが，近年，増加傾向にある．男女比100対1で成人男性に多く，特に高プリン食の多量摂取や，アルコールを多飲する人に多い．このほか高血圧，耐糖能異常，肥満，高脂血症などと関連があると考えられている．

痛風の約30％は上記①の尿酸過剰産生型の原発性高尿酸血症で，特に単一の酵素異常を特定できない特発性の高尿酸血症である．特定の酵素異常による高尿酸血症はいくつか知られており，そのうちの1つであるレッシュ・ナイハン症候群は，HGPRT欠損によってプリン生合成が亢進して血清尿酸値が高値をとる伴性劣性遺伝性疾患である．若年性痛風を発症し，知能障害のほか，HGPRT欠損に由来する大脳基底核細胞の障害による舞踏病性アテトーゼなどの神経症状を伴う．またPRPP活性亢進症では，PRPP濃度が増加してプリン体生合成が亢進

し，高尿酸血症から痛風を発症して痛風腎をきたす．

高尿酸血症が続くと尿酸塩結晶が析出し，これに対する生体反応を引き起こす．すなわち，白血球（主に好中球）が局所へ遊走して尿酸塩結晶を貪食し，活性酸素を産生してリソソーム酵素を放出し，血管透過性が亢進して急性関節炎などの組織障害が起こると考えられている．

痛風の発作は突然に強烈な関節痛で現れ，特に第1中足趾関節に好発し，通常1週間くらい持続する．発作時は発熱を伴うことがあり，検査所見としては血清尿酸の高値のほか，白血球増加，C反応性タンパク（C-reactive protein：CRP）高値，血沈亢進がみられる．血清尿酸レベルと発作の発症は必ずしも平行せず，尿酸が増加する速度も関係している．疼痛の関節は小関節から次第に大関節に拡大していく．患者の10～30％で尿路結石を合併する．また患者の20～80％で腎障害を合併し，これは痛風腎とよばれる．初期にはタンパク尿がみられ，次第に濃縮能の低下，クリアランスの低下，血清クレアチニンや血液尿素窒素（blood urea nitrogen：BUN）が上昇する．

治療は，まず肉などのプリン体を多く含む食物を避けたプリン制限食にし，アルコール摂取を制限するとともに，肥満があれば減量し，十分な水分をとるように指導する．血清尿酸値が8.0 mg/dL以上，あるいは疼痛発作が起きたり関節の変形・破壊が進んだり，尿路結石がある場合には，アロプリノールなどの尿酸生成阻害薬（キサンチンオキシダーゼの阻害）や，プロベネシドなどの尿酸排泄促進薬を投与する．尿酸排泄促進薬の投与時には尿アルカリ化薬を併用する．また発作時には，コルヒチンの投与や消炎鎮痛薬を併用する．日本痛風・核酸代謝学会の推奨によれば，治療中の血清尿酸値は6 mg/dL以下に維持するのが望ましいとされ，『高尿酸血症・痛風の治療ガイドライン』による高尿酸血症の治療方針は**図2**のとおりである．

将来の展望

精度の高い尿酸値の測定が可能になっていることから，健診で高尿酸血症を早期に発見し，予防，治療を行い，痛風，痛風腎，尿路結石などへの移行を防ぐ必要がある．

〔松野一彦〕

20 クレアチンキナーゼ（CK）

学習の目標 ｜ クレアチンキナーゼ（CK）の体内分布，生理活性，測定法，臨床的意義について理解する．

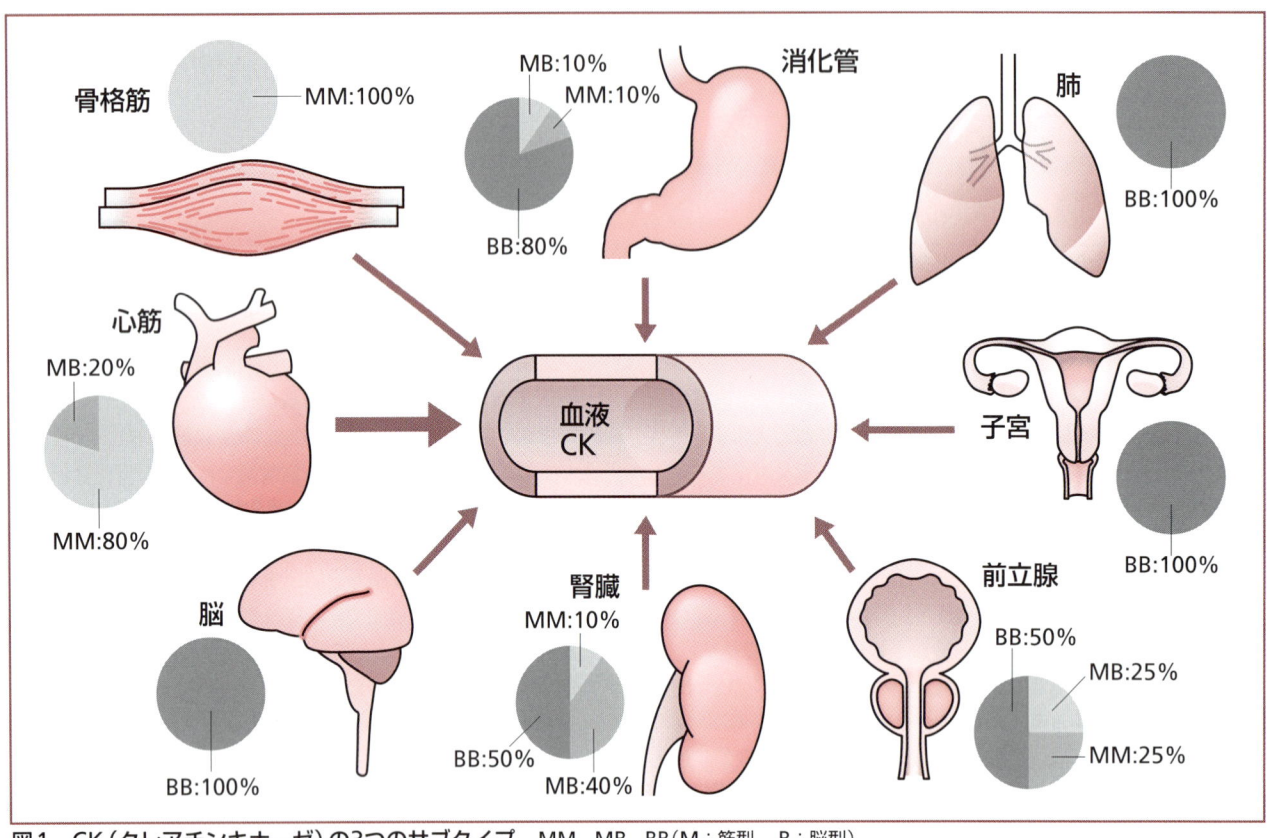

図1 CK（クレアチンキナーゼ）の3つのサブタイプ．MM，MB，BB（M：筋型，B：脳型）

クレアチンキナーゼ（creatine kinase：CK）は，クレアチンリン酸の合成，分解を触媒し，以下の反応に関与する．

クレアチン＋アデノシン三リン酸（ATP）
　⇌ クレアチンリン酸＋アデノシン二リン酸（ADP）　①

この①式の反応の至適 pH は，右行反応で pH 8〜9，左行反応で pH 6〜7 であり，生体内での反応は ATP 産生の方向に偏っており，エネルギー代謝に重要な役割を担っている．

CK の分子量は約 81,000 であり，M（筋型）と B（脳型）の2つのサブユニットからなる二量体で，CK-MM，CK-MB，CK-BB の3つのアイソザイムが存在する．これらの CK アイソザイムは，種々の臓器や組織の細胞質に由来している（図1）．

血清 CK 値には性差，年齢差があり，成人男性で 50〜200 U/L，女性では 40〜170 U/L である．新生児期は成人の約 3〜4 倍の高値であり，生後 10 日ほどで成人値となる．

CK が存在する骨格筋や心筋，脳などに傷害が起こると血中 CK 活性が上昇するため，これらの傷害の有無が推測できる．

急性心筋梗塞が発症すると数時間で血清 CK 値が上昇し，16〜20 時間後にピークとなったあと漸減し，4〜5 日で基準範囲に戻るため，急性心筋梗塞の診断に有用である．そして心筋に特異性の高い MB 型が高値になるのが特徴である．

運動や筋肉注射によって筋由来の CK が上昇して数日間持続するので注意が必要である．

CK の体内分布とアイソザイム

CK の分布する主な臓器は，骨格筋，心筋，脳であり，そのほか肝臓，前立腺，消化管，子宮，腎臓，肺などにも存在する．最も多量に含まれるのは骨格筋であり，活性も最も高くそのアイソザイムはほとんどすべて CK-MM である．心筋では，その比活性は骨格筋の約 1/5 であるが，MM 型が 80％，MB 型は約 20％ である．大脳では，その比活性は約 1/20 で，そのほとんどが BB 型である．その他の臓器の CK 比活性は低く，BB 型が主体をなしている（図1）．このような生体内分布であるから，血中への逸脱の主体は骨格筋からの MM 型であり，健常者では MM 型が約 95％，心筋由来の MB 型が 5％ 未満，BB 型は 1％ 未満である．各アイソザイムの血中半減期は，MM 型が 15 時間，MB 型が 12 時間，BB 型は 3 時間くらいである．

また，4 つ目の CK アイソザイムとしてミトコンドリア内に含まれ，他のアイソザイムとは抗原性が異なるミトコンドリア CK

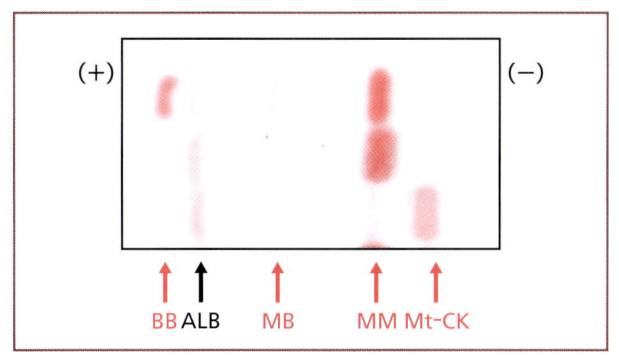

図2 CKアイソザイムの電気泳動図
ALB：アルブミン，Mt：ミトコンドリア

が存在する．ミトコンドリアCKは一般的に細胞破壊が高度でない限り血中には逸脱しないが，悪性腫瘍の患者血清に検出されることがあり，腫瘍の存在を疑うきっかけになる．

CKの測定法

CKは冒頭に示した①式の反応を触媒しているが，現在の検査室で用いられている測定法は逆反応（左行反応）を利用したもので，クレアチンリン酸を基質として生成されるATP量をヘキソキナーゼ（hexokinase：HK）とグルコース-6-リン酸脱水素酵素（glucose-6-phosphate dehydrogenase：G-6-PD）の共役下に生成されるニコチンアミドアデニンジヌクレオチドリン酸還元型（reduced nicotinamide adenine dinucleotide phosphate：NADPH）の吸光度増加を測定する．

CKアイソザイム分画の測定法としては，セルロースアセテート膜電気泳動法が広く用いられている（図2）．電気泳動法では，CKアイソザイムは3つのバンドに分画されるが，正常血清では総CK活性の95%をMM型が占めているため，見かけ上MM型のバンドしか観察されない．そのため，急性心筋梗塞の迅速分析では，Mサブユニットの活性を特異的に阻害する免疫阻害法が用いられている．また，特異的抗体を用いてCK-MBをタンパクとして測定する免疫学的測定法も開発されている．

CKは熱や光に対して不安定な酵素であるため，採血後速やかに血清を遠心分離して測定する必要がある．特に，サブBユニットは高温で不安定であるため，CKアイソザイムの検体は冷所で保存し，24時間以内に分析するのが望ましい．

また，溶血検体の場合，赤血球中のアデニレートキナーゼが測定系に影響を与え，偽高値となることがある．

CKが高値となる疾患

血清CK値の測定が最もよく用いられる疾患として，急性心筋梗塞がある．冠動脈の血栓形成による心筋の虚血や壊死によって心筋が傷害されると，細胞内からCK-MBおよびCK-MMが遊出し，血清CK値が上昇する．

総CK活性の上昇は，他の疾患や病態でもみられ，生理的変動も大きいので，診断特異性としてはCK-MB測定のほうがはるかに優れている．CK-MBが総CK活性の10%を越える場合には，心筋梗塞が強く疑われる．

心筋梗塞の診断には心電図検査のST上昇所見が有用であり，異常所見のみられる部位からの梗塞部位の診断が可能である．しかし，心内膜下梗塞や微小梗塞では心電図異常が認められないことがあり，この際にはCK-MBをはじめとした生化学的指標が有用となる．血清CK，CK-MBのほか，乳酸脱水素酵素（LD），AST(GOT)，C反応性タンパク（CRP），赤血球沈降速度などが用いられてきたが，CK-MBの上昇が最も早期からみられる．そして血清CKやCK-MBの最高値（総遊出量）は梗塞の大きさを表し，上昇は2,000 U/L程度までである．

また，最近では早期心筋障害の診断には，心臓型脂肪酸結合タンパク（heart-type fatty acid-binding protein：H-FABP），トロポニンT（troponin T：TnT），ミオシン軽鎖（myosin light chain：MLC）などのCK-MB以外の心筋マーカー測定も行われる（本書の24章参照）．

心筋梗塞以外でも，心筋傷害を伴う心原性ショック，心臓手術，心マッサージ，心筋炎，心房細動などでもCKの上昇はみられる．

このほか，骨格筋の直接傷害（外傷，筋肉注射，激しい運動など），進行性筋ジストロフィー，多発性筋炎，皮膚筋炎，重症筋無力症，甲状腺機能低下症などで血清CKが上昇する．

骨格筋のCK比活性は高く，骨格筋の総量も大きいので，全身の筋疾患では6,000～7,000 U/Lに及ぶ著明な高値を示すことがある．これらの病態では主としてMM型が増加するが，筋ジストロフィー，皮膚筋炎，外傷などではMB型も増加するので，CK-MB値のみで心筋傷害と診断することはできない．

大脳には多量のCK-BBが含まれているが，脳炎や脳梗塞，くも膜下出血などでは血中CK，CK-BBの上昇は認められない．これは脳血液関門があるためと考えられている．しかし，高度な脳外傷，脳血管障害の際には発症数時間後に血清CKが高値を示すことがある．未熟児でもCK-BBが認められることがある．

胃癌，肺癌，大腸癌，前立腺癌などの悪性腫瘍では，時にCK-BBやミトコンドリアCKが血中に出現する場合がある．

サイドメモ

CK-MB活性がCK活性よりも高いとき：免疫阻害法によってCK-MBを定量したとき，Mサブユニット活性を阻害した残存活性（Bサブユニットの活性）を倍にして計算するため，抗Mサブユニット抗体で阻害されないCK-BBやミトコンドリアCK，免疫グロブリン結合CKが存在する場合，CK-MB活性が見かけ上高くなり，心筋中のCK-MB含量上限の30%を超える高値となり，時には総CK活性よりも高くなる．電気泳動によるCKアイソザイム分析を施行したときに明らかとなる．背景に悪性腫瘍がある患者も含まれるため，注意が必要である．

将来の展望

CK活性の測定は古くからある検査ではあるが，筋肉特異性が高く，汎用自動分析器で簡便に測定できるため，骨格筋や心筋の損傷をスクリーニングできるよいマーカーである．

（前川真人）

21 アミラーゼ，リパーゼ

学習の目標 | 膵臓の傷害のマーカーとしてのアミラーゼ，リパーゼに関する基礎的知識を獲得する．両者ともに膵臓に多く含まれるが，特にアミラーゼは唾液腺にも存在すること，分子量が小さく腎不全では血中濃度が上昇することなど，検査データを判読するときの留意事項も理解する．

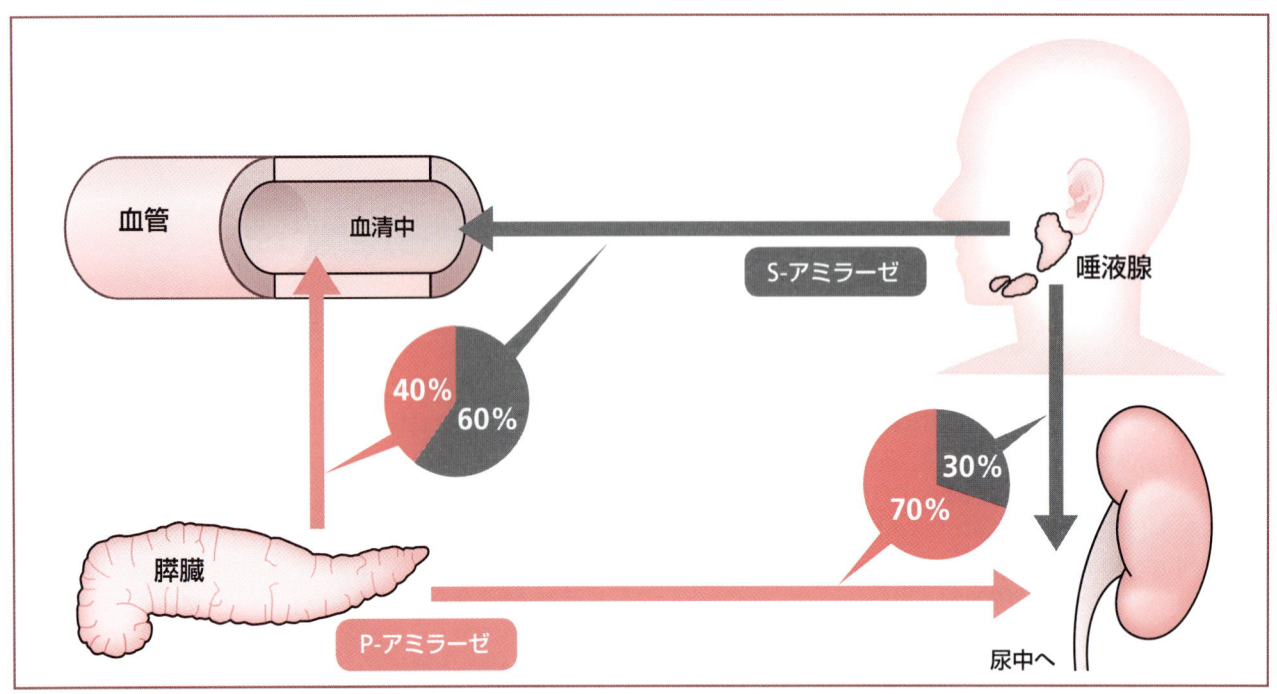

図1　アミラーゼの代謝． P：膵臓由来，S：唾液腺由来

アミラーゼ(amylase)は，唾液腺や膵臓から分泌される多糖類を加水分解する酵素の総称である．これらのアミラーゼの一部は血中に出現し，また分子量が約55,000と比較的小さいため，腎臓の糸球体から濾過されて尿中に排泄される．

多糖類に対するそれぞれの作用部位により，αアミラーゼ，βアミラーゼ，γアミラーゼ，イソアミラーゼなどがある．このうちヒト血清や尿に存在するアミラーゼは唾液腺および膵臓由来のアミラーゼであり，いずれもαアミラーゼである．

αアミラーゼはデンプン，アミロース，アミノペクチン，デキストリンなど1,4-αグルコシド結合を3つ以上含む多糖の1,4-αグルコシド結合を内部から不規則に分解し，βアミラーゼは非還元末端からグルコースを2個(マルトース)ずつに水解し，γアミラーゼはグルコースを1個ずつに切断する酵素である．

アミラーゼは非常に安定な酵素で，Cl^-で活性化される．抗凝固薬〔エチレンジアミン四酢酸(EDTA)，シュウ酸など〕と重金属(Cu^{2+}，Hg^+，Pb^{2+}など)は活性値を低下させる．

膵リパーゼ(lipase)は中性脂肪に作用し，グリセリンと脂肪酸に分解する分子量約50,000の糖タンパクである．膵臓の腺房細胞で産生され，十二指腸に分泌される消化酵素である．臨床検査で測定されるリパーゼは膵リパーゼで，膵臓で外分泌用に産生されて血液中に流入したものであり，したがって膵疾患の診断に有用である．血中には膵リパーゼのほか，リポタンパクリパーゼ，ホルモン感受性リパーゼなどが存在する．

アミラーゼ，リパーゼともに特に急性膵炎や慢性膵炎における臨床的意義は大きい．

サイドメモ

急性膵炎：膵臓はさまざまな消化酵素を分泌しているが，この酵素が何らかの原因によって膵組織内で活性化され，膵臓が自己融解を起こしている状態が急性膵炎である．急性膵壊死ともいわれる．激しい上腹部痛，悪心，嘔吐，腹部圧痛があり，進行すると多臓器不全症になることもある．重症例ではショック状態に陥り，死亡することもある．

慢性膵炎：30～60歳の男性に多く，反復する悪心，嘔吐，腹部圧痛，下痢などの症状を呈する．膵ラ島の障害の程度によっては口渇，糖尿，多尿などの糖尿病の症状を呈する場合もある．

アミラーゼ
分布と代謝(図1)

アミラーゼには，主として膵臓由来のP-アミラーゼと唾液腺由来のS-アミラーゼの2つがある．ほかに微量ではあるが肺，肝臓，腎臓，小腸，卵巣などに存在する．正常血清には，P-アミラーゼが約40％，S-アミラーゼが約60％の割合で含まれている．

代謝経路は，腎臓から尿中に排泄されるもののほか，肝臓や網内系で処理される．血中に逸脱したアミラーゼの半減期は，主に腎臓からクリアランスされるため約3時間と短い．腎臓からの

表1 アミラーゼ活性異常と考えられる病態

	膵型(P)アミラーゼ	唾液腺型(S)アミラーゼ	P, S 両方	アノマリー
上昇	急性膵炎 慢性膵炎 膵癌	耳下腺炎,唾液腺閉塞疾患,手術,熱傷,ショック,肝障害,肺疾患,神経性食欲不振症,アミラーゼ産生腫瘍(肺癌,卵巣癌,骨髄腫)	腎不全による腎臓からのクリアランス低下	マクロアミラーゼ血症
低下	膵摘出や膵実質の荒廃 重度の糖尿病	唾液腺摘出,放射線照射による唾液腺の荒廃		
基準範囲	30〜60 %	40〜70 %		

表2 膵炎,膵癌における膵酵素の感度(%)

	アミラーゼ	リパーゼ
急性膵炎	95	95
慢性膵炎 再燃期	92	95
慢性膵炎 間欠期	45	55
膵癌	45	60

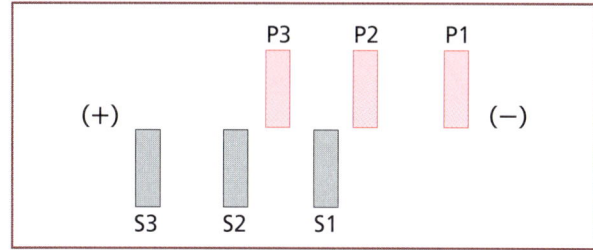

図2 アミラーゼの電気泳動パターン

アミラーゼの排泄率は,正常者ではほぼ一定であり,正常尿ではP-アミラーゼが約70%,S-アミラーゼが約30%を占め,P-アミラーゼの分子量が若干小さい分だけ尿中に排泄されやすい.

測定法

原理別にアミロクラスチック法,サッカロジェニック法,クロモジェニック法,酵素法に大別されるが,現在は合成オリゴ糖を基質にした酵素的測定法が90%以上を占める.アミラーゼのアイソザイム分析は,古くは電気泳動によって行われていたが,現在は全自動分析器によるS-アミラーゼの阻害によるP-アミラーゼの活性測定が行われている.ただし,臨床所見や他の検査所見と矛盾する場合,電気泳動による解析を行うことがある.免疫グロブリンなどとの結合によるマクロアミラーゼも異常な電気泳動パターンから見出される.通常は,P-アミラーゼのほうが陰極側で,両アミラーゼともに陰極側からP1, P2, P3, S1, S2, S3とよぶ(図2).検体保存などによって,デアミダーゼ活性により脱アミド化され,陽極側にシフトする.

基準範囲と臨床的意義

アミラーゼの基準範囲は,血清中で40〜120 U/L, P-アミラーゼは15〜50 U/L, 尿中では80〜550 U/Lである(日本臨床化学会標準化対応法).新生児血清にはほとんどなく,生後1〜2か月で血中に出現,1歳以上になって成人レベルに達する.

アミラーゼ活性異常と考えられる病態を**表1**に示した.P-アミラーゼ高値は急性膵炎,慢性膵炎,膵癌などが考えられる.また,S-アミラーゼ高値は流行性耳下腺炎,アミラーゼ産生腫瘍(肺癌,卵巣癌,骨髄腫)などが考えられる.ともに増加している場合は腎不全が,またアノマリー(異常な分画パターン)のときはマクロアミラーゼ血症が考えられる.P-アミラーゼ低値は慢性膵炎(非代償期),膵癌(末期),膵切除後などが,またS-アミラーゼ減少は唾液腺摘出やシェーグレン症候群(Sjögren syndrome)などが考えられる.血清アミラーゼは,急性膵炎の発症後,数時間以内から上昇しはじめ,1〜2日でピークに達し,その後減少する.6日で基準範囲に戻る.尿アミラーゼは血清アミラーゼよりも数時間遅れて増加し,比較的長期にわたって異常値を維持する.また,膵炎,膵癌における血清アミラーゼとリパーゼの感度を**表2**に掲げた.

リパーゼ

測定法

チェリー・クランダル法(Cherry-Crandall method)が古典的な方法である.現在は,1,2-ジオレオイルグリセロール(ジグリセリド基質法)や1,2-o-ジラウリル-rac-グリセロ 3-グルタル酸-(6-メチル-レゾルフィン)エステル(レゾルフィン基質法)を基質とした酵素的分析法が用いられ,自動分析機で測定されている.前者は大量のヘパリン投与によるリポタンパクリパーゼや肝性トリグリセリドリパーゼも測り込んでいる可能性があるので,注意が必要である.

基準範囲と臨床的意義

●基準範囲は30〜70 U/Lである.

リパーゼは,急性膵炎,慢性膵炎やその他の膵疾患で高値を示す.特に急性膵炎発作後のリパーゼの上昇はアミラーゼと同等か,あるいはそれよりも長く持続する.また,耳下腺由来のアイソザイムの存在するアミラーゼと比較して膵特異性が高い.

将来の展望

膵臓のマーカーは肝臓などと比べて少なく,膵疾患をスクリーニングするためには,アミラーゼやリパーゼは重要な臨床検査項目であることは古今を問わず変わっていない.これからも,スクリーニングマーカーとして使用されていくであろう.

(前川真人)

サイドメモ

アミラーゼ活性の測定法

- アミロクラスチック法:ヨードメトリック法ともよばれ,デンプンを基質としてヨードデンプン反応に基づく.Caraway 法が有名だった.
- サッカロジェニック法:デンプンを基質に,アミラーゼで精製した還元糖による銅の還元をみる銅の比色定量法(Somogyi法).
- クロモジェニック法:デンプン,アミロースなどに色素を結合したものを基質とし,アミラーゼによって遊離する色素を比色定量.ブルースターチ法など.
- 酵素法:発色基質を付加した合成オリゴ糖を用いた方法で,自動分析機で測定可能.現在大部分の施設が用いている方法.

22 コリンエステラーゼ(ChE)

学習の目標　コリンエステラーゼ(ChE)は肝細胞で合成されるため，肝機能マーカーの検査値とされるが，遺伝性変異は筋弛緩薬の分解が遅延し，麻酔科領域で古くから問題になった薬理遺伝病でもある．ChEの種々の増減の原因について理解する．

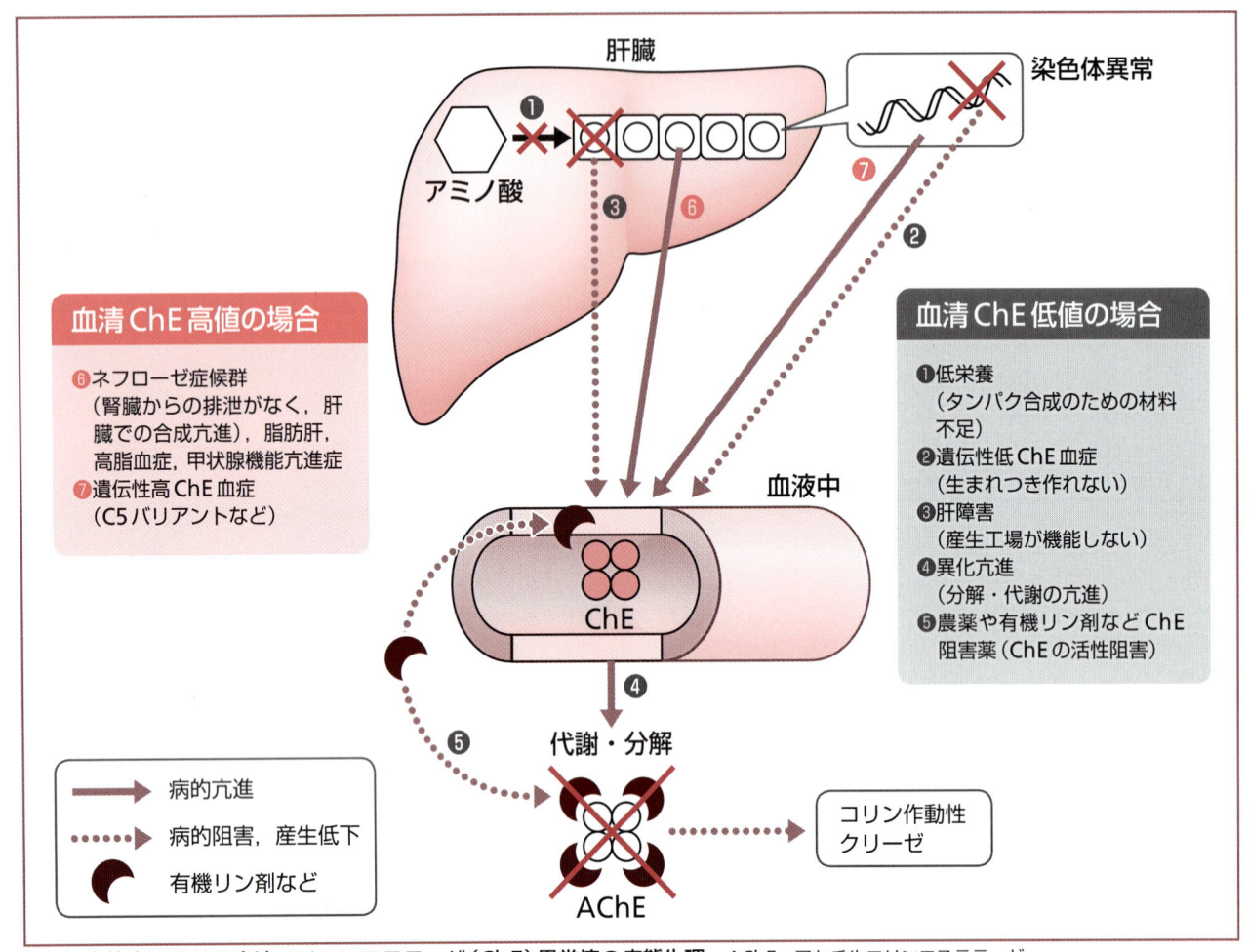

図1　生体内における血清コリンエステラーゼ(ChE)異常値の病態生理． AChE：アセチルコリンエステラーゼ

血清ChE高値の場合
- ❻ ネフローゼ症候群（腎臓からの排泄がなく，肝臓での合成亢進），脂肪肝，高脂血症，甲状腺機能亢進症
- ❼ 遺伝性高ChE血症（C5バリアントなど）

血清ChE低値の場合
- ❶ 低栄養（タンパク合成のための材料不足）
- ❷ 遺伝性低ChE血症（生まれつき作れない）
- ❸ 肝障害（産生工場が機能しない）
- ❹ 異化亢進（分解・代謝の亢進）
- ❺ 農薬や有機リン剤などChE阻害薬（ChEの活性阻害）

凡例：→ 病的亢進　⋯→ 病的阻害，産生低下　🌙 有機リン剤など

コリンエステラーゼ(cholinesterase：ChE)は四量体で分子量約350,000の酵素である．

　生体内に本酵素は2種類存在する．アセチルコリンを特異的に分解する①アセチルコリンエステラーゼ(acetylcholinesterase, EC 3.1.1.7：AChE, specific or true ChE)と，アセチルコリンだけでなく他のアシルコリンも分解する②偽コリンエステラーゼ(non-specific or pseudo ChE, butyrylcholinesterase, serum ChE)である．しかし，臨床検査で測定するのは肝臓における合成能を反映する肝機能検査として用いられる②の偽コリンエステラーゼを，ChEまたは血清ChEという．これら2種類の酵素は以下の触媒反応を示す．

① アセチルコリン + H_2O → コリン + 酢酸
② アシルコリン + H_2O → コリン + カルボン酸

　上記のように血清ChEは基質特異性が広いため，神経伝達物質であるアセチルコリンだけではなく，その類似物質の代謝にもかかわっている．すなわち，筋弛緩薬などをはじめとする種々の薬物の解毒反応にかかわる．本酵素は肝臓で生成され，その血中半減期がアルブミンよりも短く（約10日間），また活性で測定できるため，肝臓におけるタンパク合成の鋭敏な指標として臨床検査に広く応用されている．

血清ChEの測定および基準範囲

血清ChEは血清中では比較的安定しており，室温では数日以内に活性低下がみられる．しかし4℃では約1か月，凍結保存では数か月にわたり活性低下はみられない．日本臨床化学会(JSCC)の勧告法は，p-ヒドロキシベンゾイルコリンを基質とした測定法が設定されている．使用基質によって活性は大きく異なるが，値付けされたChEの標準物質で検量するJSCC標準化対応法を使用することで，全国どこでも同様の測定値が得られる．成人集団の基準範囲は200～495 U/Lである．個人差が

> **重要ポイント**
>
> **血清 ChE の変動**：前述のように ChE は体内に広く分布するが，肝臓が生合成の主役であるとともに最も大きな実質臓器であるため，臨床的には血清 ChE は主に肝機能を反映する．ただし，肝硬変などの慢性疾患による低値はあまり緊急性を要しないが，農薬などの有機リン中毒や，テロで使用されたサリンなどの影響による低値は緊急性がある．40 U/L を目安とするが，状況により対応すべきである．
>
> 逆にネフローゼ症候群においては低タンパク血症を代償するために肝細胞でのタンパク合成が亢進するが，アルブミンのような低分子量のタンパクとは異なり，尿中に排泄されないため血中 ChE 活性は上昇する．そのほか過栄養性脂肪肝や高脂血症でも ChE が上昇する．ほかには，遺伝性変異による低値や高値が知られているため，ChE 活性異常値の場合には鑑別を考慮しておく必要がある．

> **サイドメモ**
>
> ChE の遺伝性変異は，サクシンなどの筋弛緩薬投与時の遷延性の無呼吸が問題となり（筋弛緩薬を分解できないため，長時間薬物が効いたままになる），薬理遺伝病と位置づけられている．したがって，欧米では ChE 活性測定は術前検査として位置づけられており，活性の低下だけでなく阻害薬であるフッ化ナトリウム(NaF)あるいはデイブカイン耐性の酵素が問題とされてきた．そのために，デイブカイン，NaF によって活性が何%阻害されるかを DN, FN として計算し，阻害率によって遺伝性変異の種類を大別してきた．これらの阻害薬に対して耐性を示すものを異型遺伝子(atypical gene)，フルオライド耐性遺伝子(fluoride resistant gene)と名づけ，活性がほとんど認められないものをサイレント型(沈黙型)遺伝子(silent gene)とした．それぞれに相当する遺伝子変異は DNA レベルで明らかになっている．

比較的大きい項目であり，個人の基準範囲を指標として判断するのが望ましい．新生児では成人の約 65% 程度の活性を示すが，生後数週間以内に成人と同様の活性を示すようになり，高齢者ではやや減少傾向を示すようになる．

血清 ChE 異常値の病態生理（図1）

低値の場合

①低栄養の際にはタンパク合成の材料不足のために低値を示す．
②遺伝性低 ChE 血症は古くから麻酔科領域で知られている．というのは，筋弛緩薬であるサクシンなどを投与した患者で，ChE が十分に働かないとサクシンを分解できず，遷延性の無呼吸に陥るため要注意であった．現在は呼吸管理も十分に行われるため，事故には至らなくなったが，遺伝性 ChE 変異は日本においても5万人に1人くらいは存在するため，注意すべきである．アルブミンや他の肝機能検査に異常がなく，ChE のみ低値であれば遺伝性の原因が最も疑われる．欠損遺伝子のヘテロ接合体保因者は軽度の ChE 低値を示す．
③肝硬変などによる肝機能障害があれば，タンパクの合成工場である肝臓がうまく働かないために低値を示す．急性肝炎ではそれほど低値にはならないが，慢性的な病変，特に肝硬変が進行すれば，ChE の低下は強くなる．
④癌，心筋梗塞，慢性消耗性疾患，慢性感染症などによるタンパク異化亢進．
⑤農薬などの有機リン系の薬物や，テロで使われたことのあるサリンなどは血清 ChE のみならず，AChE の活性をも阻害する．したがって，神経末端におけるアセチルコリンを分解できず，コリン作動性クリーゼをきたし，重篤な場合は死に至る．血清 ChE の低下の度合いが強いほど重症と考えられる．

排尿障害や重症筋無力症などの治療に ChE 阻害薬を使用するため，重篤な副作用の予防には血清 ChE 活性をモニターするのが望ましい．

著しく低値の場合

①有機リン酸中毒
②重度の非代償性肝硬変
③遺伝性欠損症

①～③の順に重篤度が高いので，緊急検査としても血清 ChE を測定できるようにしておくべきである．

高値の場合

高値を示す原因としてネフローゼ症候群，過栄養性脂肪肝，高脂血症，甲状腺機能亢進症，C5 変異などの遺伝性多型や変異が考えられる．ネフローゼ症候群では腎臓から大量にタンパク質を喪失するため，低タンパク血症を代償するために肝細胞でのタンパク合成が亢進する．しかし，ChE は分子量が約 350,000 と大きいため尿中に排泄されにくい．したがって，血中 ChE 活性は上昇する．さらに共存する高脂血症も高 ChE 血症の原因になる．次に，過栄養性脂肪肝や高脂血症ではタンパク合成が盛んになっていることが多く，ChE 合成も亢進していると考えられる．甲状腺機能亢進症も高 ChE 血症をきたすことがあるが，やはり甲状腺ホルモンの作用としてタンパク合成が促進されることによるものと考えられる．

将来の展望

ChE は古くから測定されている酵素である．肝機能障害のマーカーとしては ChE 以外にも数多くあるが，有機リン剤を含む薬物中毒のマーカーとしては ChE を測定しないと確定できないため，緊急検査として今後も重要な検査項目である．

（前川真人）

23 C反応性タンパク（CRP），血清アミロイド（SAA），赤沈（血沈）

学習の目標 CRP，SAA，赤沈はいずれも炎症反応検査であるが，それぞれの特徴を理解して検査を行い，評価できるようにする．異常値が得られた場合，さらに必要な検査を適切に選択できる．

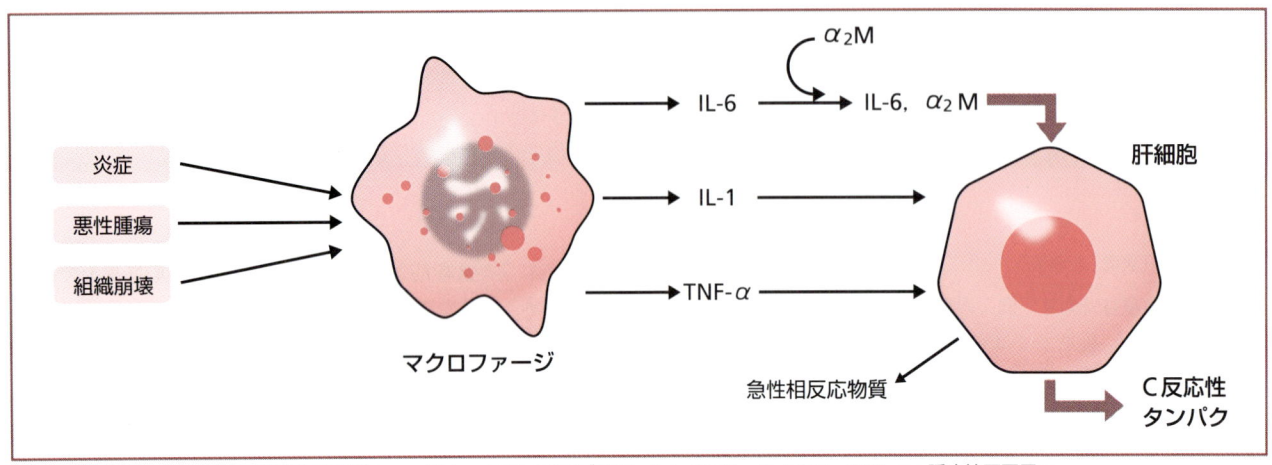

図1 C反応性タンパク（CRP）の産生．α_2M：α_2マクログロブリン，IL：インターロイキン，TNF-α：腫瘍壊死因子α

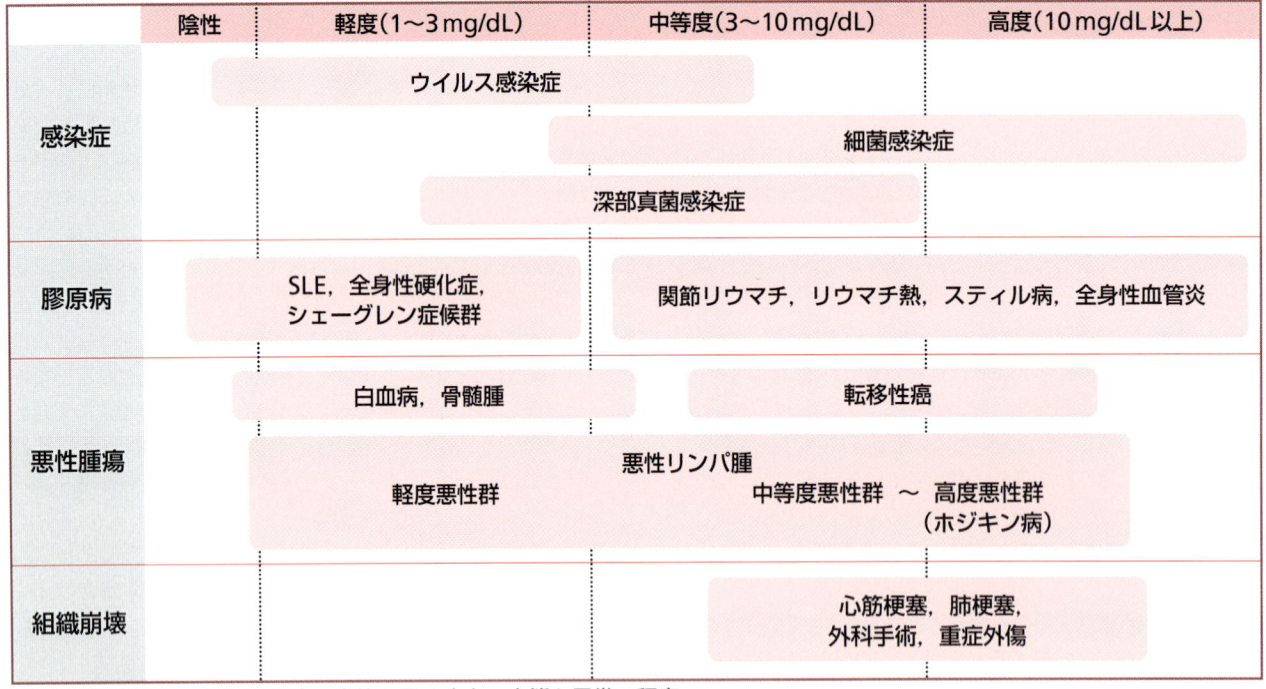

	陰性	軽度（1〜3 mg/dL）	中等度（3〜10 mg/dL）	高度（10 mg/dL以上）
感染症		ウイルス感染症	細菌感染症	
			深部真菌感染症	
膠原病		SLE，全身性硬化症，シェーグレン症候群	関節リウマチ，リウマチ熱，スティル病，全身性血管炎	
悪性腫瘍		白血病，骨髄腫	転移性癌	
		軽度悪性群	悪性リンパ腫 中等度悪性群 〜 高度悪性群（ホジキン病）	
組織崩壊			心筋梗塞，肺梗塞，外科手術，重症外傷	

図2 C反応性タンパク（CRP）異常値を示す疾患・病態と異常の程度

C反応性タンパク（CRP）

C反応性タンパク（C-reactive protein：CRP）は肺炎球菌菌体成分のC多糖類と沈降反応するタンパクで，IgMのように5個のサブユニットが輪状に結合した五量体構造をもつ（分子量105,000）．正常では微量存在するのみだが，炎症や組織崩壊があると，活性化マクロファージが産生するインターロイキン6（interleukin-6：IL-6），IL-1，腫瘍壊死因子α（tumor necrosis factor-α：TNF-α）などの炎症性サイトカインによって肝細胞で産生が誘導され（図1），血中で増加する代表的な急性相反応物質（表1）である．CRPは非特異的なオプソニン作用（食作用促進），リンパ球活性化，血小板凝集作用などによって生体防御機能を担っていると考えられる．

CRPは生体に異常が生じると6〜12時間以内という短時間で増加し，病変の回復に伴い速やかに減少するので，疾患の活動性，重症度判定，経過観察，予後の推定などに有用な検査である．

表1　急性相反応物質

- C反応性タンパク（CRP）
- α_1アンチトリプシン（α_1AT）
- α_1アンチキモトリプシン（α_1X）
- α_1酸性糖タンパク（α_1AG）
- ハプトグロビン（Hp）
- セルロプラスミン（Cp）
- 補体第3（C3），第4（C4），第9（C9）成分
- 補体B因子（B）
- C1インヒビター
- フィブリノゲン
- 血清アミロイドA（SAA）
- シアロ糖タンパク：シアル酸結合糖タンパク
- 酸可溶性タンパク（ASP）
- 免疫抑制酸性タンパク（IAP）

表2　CRPが高値を示す主な疾患，病態

感染症
　細菌（特に化膿菌）感染症，肺炎，膿胸，結核，敗血症，細菌性心内膜炎，肝膿瘍，胆嚢胆管炎，腹膜炎，感染性腸炎，虫垂炎，腎盂尿路感染症，急性扁桃炎，細菌性髄膜炎，骨髄炎，深部真菌感染症など

膠原病
　リウマチ熱，関節リウマチ，血管炎（結節性動脈周囲炎，側頭動脈炎など），スティル（Still）病，ベーチェット（Behçet）病，乾癬性関節炎，クローン（Crohn）病など

悪性腫瘍
　癌（特に転移を伴う），悪性リンパ腫（特にホジキン（Hodgkin）病），悪性組織球症，慢性骨髄病白血病急性転化など

組織破壊ないし壊死性病変
　心筋梗塞，肺梗塞，急性膵炎，熱傷，重症外傷，外科手術など

基準値
【定性法】　陰性
【定量法】　0.2 mg/dL以下

　成人健常者の上限値は0.3 mg/dLである．出生直後は極めて低値であるが，その後急激に上昇し，2日目に400 μg/dL以上のピークを示す．以降漸減するが，6〜10歳頃までは成人よりも高値を示す．高齢者では上昇傾向がみられ，男性が女性よりやや高値である．

> **サイドメモ**
> 高感度CRP測定：0.1 mg/dL以下のレベルでのCRP上昇が，動脈硬化性疾患のリスクファクターになることが注目されている．また，新生児感染症の早期診断に有用とされている．

CRPが高値となる疾患，病態（図2，表2）

表2に示すようにCRPは種々の疾患，病態で高値を示す非特異的マーカーであり，鋭敏に反応する物質である．12時間以内に血液中に増加し，病勢が減弱するとそれに伴い速やかに減少するので，診断および重症度や治療効果の判定に極めて有用な検査値である．一般に感冒など軽症のウイルス感染症では陰性ないし軽度上昇し，インフルエンザなどの高熱を伴うウイルス感染症では中等度の上昇を，細菌感染症では重症度に応じて軽度から高度の上昇を示す．膠原病や自己免疫疾患である関節リウマチ，スティル（Still）病，血管炎などでは，活動性に応じて高値を示すが，一方，全身性エリテマトーデス（systemic lupus erythematosus：SLE），シェーグレン症候群（Sjögren syndrome）などでは軽度上昇にとどまることが多い．広範な転移を伴う癌，非ホジキンリンパ腫（non-Hodgkin lymphoma）の高度

表3　CRPと赤沈の関係

赤沈（血沈）	CRP上昇	CRP正常〜微量上昇
赤沈亢進	細菌感染症 膠原病（関節リウマチ，血管炎，ベーチェット病，スティル病） 心筋梗塞・肺梗塞 悪性リンパ腫（中〜高度悪性群，ホジキンリンパ腫） 転移性癌 急性膵炎 外科手術，重症外傷，熱傷	ウイルス感染症 真菌感染症 貧血 高γグロブリン血症 Mタンパク血症 ネフローゼ症候群 膠原病（SLE，シェーグレン症候群，全身性硬化症） 妊娠 急性炎症回復期

悪性群，ホジキンリンパ腫（Hodgkin lymphoma）などでは著明に上昇するが，白血病，骨髄腫では軽度上昇にとどまることが多く，著明な上昇は感染症合併を示す所見である．転移性癌であっても前立腺癌では上昇しないことが多い．心筋梗塞では発症後6〜8時間で上昇し，3〜4日で最高値となり，病態の改善とともに急速に低下する．外科手術では，手術後12〜24時間で上昇し，2日目に最高値となるが，以後低下する．手術後に高値が持続する場合には感染症など他の原因を検索する必要がある．

血清アミロイド（SAA）

血清アミロイド（serum amyloid-A：SAA）はCRPと同様，マクロファージが産生する炎症性サイトカインの刺激によって肝臓で生成される．CRPと高い相関を示すが，異常の検出感度がより高く，CRPがあまり上昇しないウイルス感染症やSLE，あるいは副腎皮質ステロイドを用いたCRP生成の抑制治療時などにも病態をよく反映するので有用な検査である．

基準値：10 μg/mL以下

赤血球沈降速度（赤沈，血沈）

古典的な臨床検査の1つで，特別な試薬や機器を必要としないため，現在でも広く行われている．その機序は完全には解明されていないが，測定値に大きな影響を与えるのが赤血球と血漿タンパク（特にγグロブリン）である．CRPに比べ動きが遅いので，急性炎症の診断やその回復の判定にはあまり向いていない．むしろ結核などの慢性感染症や膠原病，骨髄腫などの異常タンパク血症の病態をよく反映するので，これらのスクリーニング検査として有用である．多血症やフィブリノゲンが低下する播種性血管内凝固（DIC）では遅延する．表3にCRPと赤沈の関係を示した．

基準値
【1時間値】　成人男性10 mm以下，成人女性20 mm以下
【遅延】　0〜1 mm

> **重要ポイント**
> CRP，SAA，赤沈は"発熱"と同じ意味をもつ非特異的な検査であり，これらの検査値のみに頼るのではなく，患者の症状，身体所見，適切な画像検査などと併せて評価しなくてはならない．

（新倉春男）

24 心筋マーカー〔トロポニン，心臓型脂肪酸結合タンパク(H-FABP)〕

学習の目標 | 心筋傷害・壊死によって早期に血中で上昇するバイオマーカーについて，その臨床的意義を理解することを目標とする．

各種心筋傷害マーカーの特徴

発症経過時間	0~3時間	3~6時間	6~12時間	24時間以上	72時間以上	心筋特性
心筋トロポニンT	×	△	○	○	○	◎
心筋トロポニンI	×	△	○	○	○	◎
CK-MB	×	△	○	○	×	○
H-FABP	△	○	○	△	×	△
ミオグロビン	△	○	○	△	×	×

◎：最適，○：有用，△：有用であるが限界あり，×：適さない

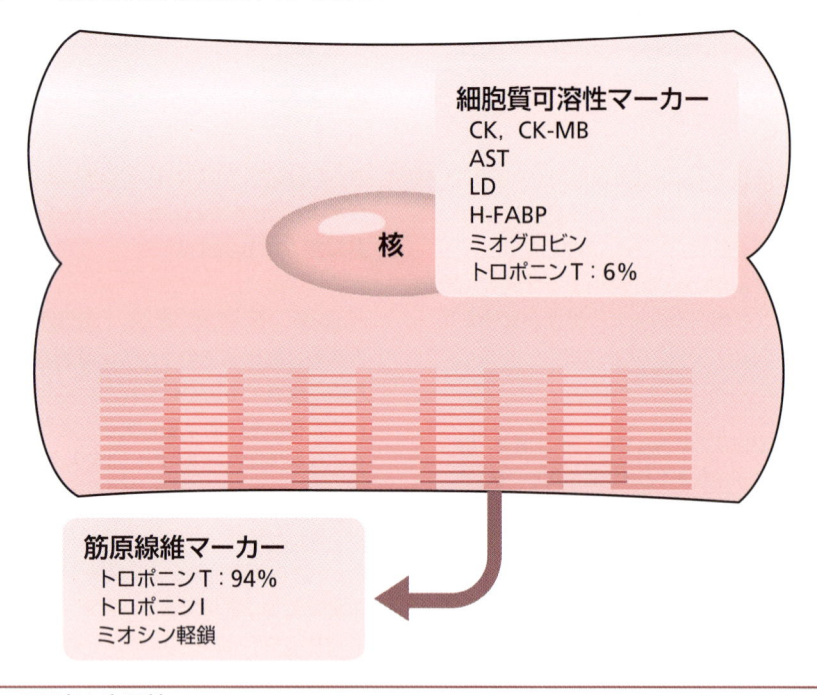

細胞質可溶性マーカー
CK, CK-MB
AST
LD
H-FABP
ミオグロビン
トロポニンT：6%

核

筋原線維マーカー
トロポニンT：94%
トロポニンI
ミオシン軽鎖

図1 心筋傷害マーカーの局在と有用性．LD：乳酸脱水素酵素，AST：アスパラギン酸トランスフェラーゼ．他は本文参照

急性心筋梗塞と不安定狭心症は，その発症メカニズムが心冠動脈の不安定なプラークの崩壊とそれに続く血栓形成による冠血管内腔の狭窄・閉塞という類似性を示すことから急性冠症候群(acute coronary syndrome：ACS)と総称される．急性心筋梗塞の診断は，激しい胸痛のあることと，心電図所見をもとに行われるが，しかし特徴的な胸痛を訴えないこと，心電図変化から心筋梗塞の診断が困難なことも少なくない．このような場合には，血中のバイオマーカーの変動を分析することによる生化学的検査が有用になる．

ACSにより虚血性の心筋傷害が生じると，まずエネルギーレベルが低下して心筋細胞膜の透過性が亢進し，細胞質可溶性分画マーカー〔クレアチンキナーゼ(creatine kinase：CK)，ミオグロビン，心臓型脂肪酸結合タンパクなど〕が循環血液中に逸脱する．心筋虚血が短時間であれば，細胞質可溶性マーカーの上昇はさほど大きくないが，虚血が持続して心筋が壊死した場合に多量の成分が血中に逸脱する．また，高度かつ長時間の虚

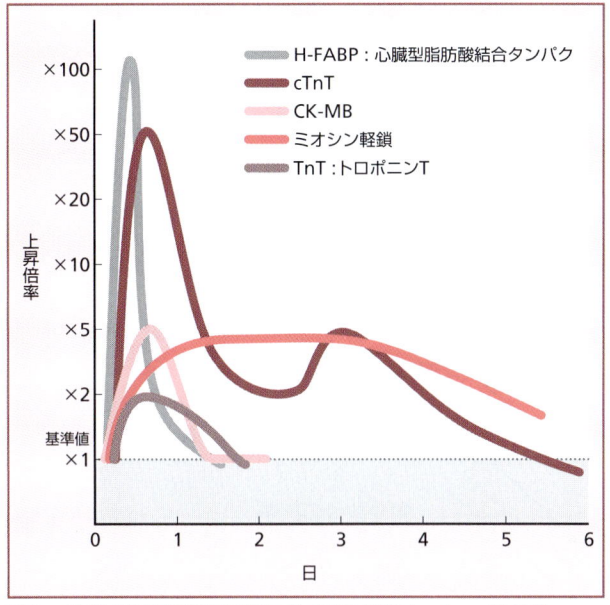

図2 急性心筋梗塞時における主な心筋マーカーの変動

血によって筋原線維が分解され，トロポニン，ミオシンなどの筋原線維分子が血中に遊出する．

本稿では，心筋マーカーの代表的なものとして，臨床で頻用されているトロポニンと心臓型脂肪酸結合タンパクについて解説する（図1）．なお，CKに関しては20章を参照してほしい．

トロポニン

トロポニン複合体は，筋原線維の細いフィラメントに存在するタンパク質で，トロポニンT（TnT），トロポニンC（TnC），トロポニンI（TnI）の3つのサブユニットから構成される．トロポニンCは心筋の構造タンパクであり，カルシウムの活性化に関与して筋収縮機能を調節している．トロポニンTとトロポニンIは，心筋と骨格筋のアイソフォームがそれぞれ異なり，両者に交差反応を認めない．

心筋トロポニンT（cTnT）

心筋トロポニンT（cardiac troponin T：cTnT）は分子量37 kDの心筋調節タンパクの1つで，骨格筋型とはアミノ酸配列が異なっているため高い心筋特異性を有し，骨格筋傷害との鑑別に有用である．cTnTは健常者の血中には検出されず（検出感度以下），血中濃度が少しでも上昇していれば心筋傷害が存在すると考えられる．cTnTはその約6％は遊離型として細胞分画に存在し，残りは筋原線維構造タンパクの一部を構成する．心筋梗塞後，4～6時間後で上昇し，7日以上にわたり異常値が持続し，そのピークは2峰性を示す（図2）．

不安定狭心症では，責任冠動脈の末梢領域に微小塞栓による巣状の心筋細胞壊死（微小心筋障害）が観察される．従来のCKやCK-MBは検出されないが，cTnTの上昇を認めることが多く，またこのような症例は急性心筋梗塞へ移行する可能性が高いとされ，cTnT測定は高リスクACSの拾い上げにも有用である．

現在，トロポニンT全血迅速診断法（トロップT®）や全血迅速定量法（カーディアックリーダー®）などの簡易測定法から高感度イムノアッセイまで種々の方法で測定されており，急性心筋梗塞の診断や早期リスク層別化に頻用されている．

心筋トロポニンI（cTnI）

心筋トロポニンI（cardiac troponin I：cTnI）はcTnTと同様に，心筋と骨格筋でアミノ酸配列が異なっており，心筋特異性が高く，骨格筋障害では検出されない．cTnIは急性心筋梗塞でcTnTと類似の遊出動態を示す．

心臓型脂肪酸結合タンパク（H-FABP）

脂肪酸結合タンパク（fatty acid-binding protein：FABP）は，細胞内での脂肪酸の運搬や貯蔵にかかわる低分子タンパク質で，心臓型，肝臓型，小腸型の3種類が存在する．心筋は収縮のエネルギーを主に脂肪酸代謝に依存するため，FABPを豊富に含有している．

心臓型脂肪酸結合タンパク（heart-type fatty acid-binding protein：H-FABP）は心筋細胞内に多量に存在しており，骨格筋にも存在しているがその含有量は少ない．H-FABPは分子量14.9 kDと小さい細胞質可溶性タンパクであり，心筋特異性が比較的高く，心筋傷害によって容易に血中に逸脱するため，心筋傷害マーカーとして用いられる．心筋虚血に伴う心筋細胞傷害時に，CKやCK-MBに先駆けて発症する．発症後1～2時間で速やかに血中に逸脱し，5～10時間でピークに達する（図2）．ミオグロビンと同様の遊出動態を示すが，ミオグロビンに比べて心筋特異性が高く，発症超急性期の診断マーカーとして有用である．

固相酵素結合免疫測定法（enzyme-linked immunosorbent assay：ELISA）法により定量化され急性心筋梗塞の診断カットオフ値として6.2 ng/mLが提示されている．また全血迅速診断法（ラピチェック®）では，全血をそのままスティックに滴下し，20分以内に定性的に判定可能であり，特殊な機器を用いることなく迅速に判定することができるため，急性心筋梗塞の早期診断に非常に有用である．本法はトロポニンT迅速診断法に比べて感度，陰性予測値が高く，特に発症後2時間以内の超急性期の急性心筋梗塞の除外診断に有用である．

H-FABPは骨格筋中にもわずかに存在するため，筋肉内注射，激しい運動後，あるいは骨格筋疾患（多発性筋炎，皮膚筋炎など）で上昇することがある．また，主に腎臓から排泄されるため，腎機能低下で上昇することがあり，注意を要する．

心不全におけるcTnT，H-FABP測定の意義

重症心不全では，持続する潜在性心筋障害によって心機能障害が進行しているのがみられる．CKやCK-MB値は基準範囲内にある慢性心不全例において，重症度の高い群ほど血中cTnT検出率が高いことが報告されており，重症慢性心不全例における潜在性心筋傷害を検出していると考えられている．

また，血中H-FABPは心不全が重症になるほど高値を示すことも報告されている．さらにcTnTの陽性とH-FABPの上昇はいずれも，慢性心不全患者における心事故（心臓死，心不全増悪）予測因子になっていることが示されており，心不全診療におけるcTnT，H-FABP測定の有用性が期待される．

将来の展望

各種心筋マーカーは，心筋障害の際に陽性となる時期，心筋特異性など，それぞれが異なる特徴を有している．それらを十分に理解したうえで，臨床応用することが重要である．

〈前川真人〉

25 リウマトイド因子(RF), 抗CCP抗体, MMP-3

学習の目標　関節リウマチの検査として重要なリウマトイド因子, 抗CCP抗体, MMP-3測定の生物学的および臨床検査医学的意義について理解する.

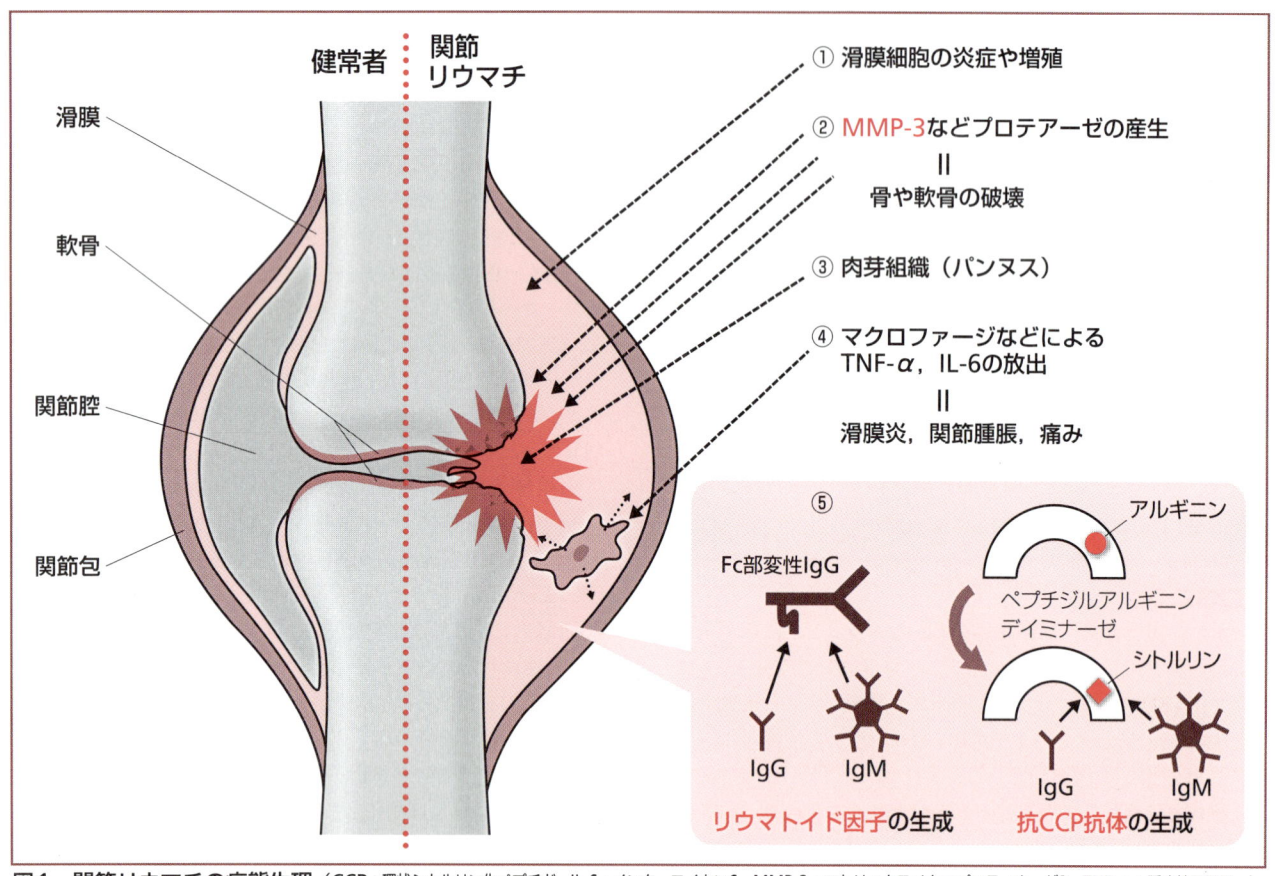

図1　関節リウマチの病態生理（CCP：環状シトルリン化ペプチド, IL-6：インターロイキン6, MMP-3：マトリックスメタロプロティナーゼ3, TNF-α：腫瘍壊死因子α）

関節リウマチ(rheumatoid arthritis：RA)は, 主に高齢女性に好発する免疫系の異常によって全身のさまざまな関節に炎症を起こし, 腫れて痛む疾患である. 図1に示すようにして進行し, 関節の変形や機能障害が生じる自己免疫疾患の代表的な1つである.

リウマトイド因子(rheumatoid factor：RF)は, RAの血清中にみられる免疫グロブリン(Ig)GのFc部分に対する自己抗体である. IgGのFc部分が変性し, それを異物として認識することによってRFを産生すると考えられている. 免疫グロブリンクラスの中でIgG, IgA, IgM, IgEクラスのRFが存在するが, 臨床ではIgM-RFが最も多く検出され, 次いでIgG-RFが検出されている. 一般的にはIgG-RFがRA患者の活動性をより反映するといわれている.

RA患者の約70～90％でRFが陽性となるため, RFの臨床的意義は大きいとされている. しかし, RA以外の膠原病や肝疾患などでもRFは高値を示すことがあり, RFの疾患特異性は低い. したがってRAは, RFの結果と臨床所見を総合的にみて診断しなければならず, 米国リウマチ学会では診断基準項目の1つとしている(表1). しかし, 早期RAの診断にはRFは感度不足のため, 日本リウマチ学会では早期RA診断基準を策定している. さらに近年, RAの新規疾患マーカーとして抗環状シトルリン化ペプチド(cyclic citrullinated peptide：CCP)やマトリックスメタロプロティナーゼ(matrix metalloprotein-ase 3：MMP-3)が注目されはじめており, 抗CCP抗体を用いた診断効率の向上に向けての検討がなされている(表2).

抗CCP抗体は角質上皮組織に存在するフィラグリンに対する抗体として発見された. 研究が進んだ現在ではCCPを対応抗原とした固相酵素結合免疫測定法(enzyme-linked immuno-sorbent assay：ELISA)のキットが市販され, 2007年よりわが国でも保険適用となった. RAに対する抗CCP抗体の陽性率は80～90％でRFと同程度であるが, 特異度は92～98％で, 疾患特異性がより高い検査である.

MMP-3は線維芽細胞や滑膜細胞, 骨細胞から分泌されるタンパク分解酵素で, 軟骨を構成するコラーゲンなどを分解し, 軟骨の代謝回転に重要な役割を果たしている. RAでは, 特に関節の内部を覆っている滑膜細胞に炎症が生じ, 増殖する. 次

表1 関節リウマチの診断基準（米国リウマチ学会，1987年改訂）

1) 少なくとも1時間以上持続する朝のこわばり（6週間以上持続）
2) 3か所以上の関節腫脹（6週間以上持続）
3) 手関節，中手指関節，近位指関節の腫脹（6週間以上持続）
4) 対称性関節腫脹
5) 手，指のX線像の変化
6) 皮下結節（リウマトイド結節）
7) リウマトイド因子（RF）の存在

上記のうち，4項目を満たせば関節リウマチと診断する．

表2 早期関節リウマチの診断基準〔厚生労働省研究班（江口ら），2005〕

1) 抗CCP抗体またはRF　2点
2) 対称性の手や指の滑膜炎（MRI（磁気共鳴画像法））　1点
3) 骨びらん（MRI）　2点

以上のうち，3点以上を関節リウマチと診断する．

第に滑膜から軟骨，骨へと波及し，やがて関節自体を破壊して関節変形をもたらす．RAでは増殖した滑膜細胞からMMP-3が産生されるため，MMP-3は直接，軟骨破壊に作用するという大きな役割を演じている．RA以外にも全身性エリテマトーデス，混合性結合組織病など関節病変や症状を示す疾患でもMMP-3の増加を示す．また腎臓の糸球体濾過量を上回る量のMMP-3が産生されると，MMP-3の血中濃度が上昇することから，可能性として腎機能低下もあげられる．

測定法と基準範囲

RFの測定には定性法と定量法の2種類がある．また，一般的にはIgM-RFを検出するための測定が行われており，一部でIgG-RFの測定も行われている．定性法にはラテックス凝集反応を利用したRAテストが行われる．凝集の程度から陰性〜強陽性に判定される．またRAテストには定量法もあり，光学的な測定を原理としている免疫比濁法などがある．基準範囲は熊谷らの全国調査の結果，共有基準範囲として15 IU/mL以下が推奨された．

半定量法としてRAPA（RA particle agglutination）法がある．これはゼラチンを利用した受身凝集反応を原理としており，凝集を示す血清の希釈倍率で表す．40倍以上を陽性とする．

臨床的に必要と判断された場合にはIgG-RFの測定も行うことがある．ELISA法による定量を行い，その基準範囲は2.0 U/mL以下である．

抗CCP抗体はELISA法による定量を行う．基準範囲は0.6〜5.0 U/mLである．

MMP-3は免疫学的測定法を用いて血清中の濃度を定量する．基準範囲は男性が35〜120 ng/mL，女性が15〜60 ng/mLであり，性差がある．

異常値を示す疾患，病態

RFは既述のように疾患特異性が低いことから，さまざまな疾患において陽性が認められる（表3）．また，健常者であっても高

表3 リウマトイド因子（RF）陽性となる代表的な疾患および病態

膠原病	膠原病以外
・関節リウマチ	・細菌性心内膜炎
・全身性エリテマトーデス	・結核
・シェーグレン症候群	・ウイルス感染症
・全身性強皮症	・サルコイドーシス
・多発性筋炎/皮膚筋炎	・慢性肝炎，肝硬変
・混合性結合組織病	・骨髄腫

齢者ではRF陽性となる例も存在する．

膠原病ではRAは当然であるが，全身性エリテマトーデス，シェーグレン症候群（Sjögren syndrome）などでも30〜60％の割合でRFが陽性となり，膠原病以外では感染症や炎症性疾患でも陽性となる例がある．また，免疫グロブリン異常を示す疾患などでも高値を示す．これは血中IgGの増加が原因であると考えられる．すなわち，血中IgG増加に伴う変性IgG量の増加によって生理的RFが増加するものと考えられる．

抗CCP抗体はその疾患特異性が高いので，RAの確定診断に用いられる．RAにおける陽性率は約85％で，他のマーカーと比較して最も高い（RFやMMP-3は約70％）．

MMP-3は，RA以外の膠原病の一部で上昇することがあり，また腎不全ではクリアランスの低下による上昇がみられる．しかし，感染性関節炎，変形性関節症，痛風発作などによる関節炎ではMMP-3は上昇しない．また，関節軟骨破壊の原因物質でもあることから，C反応性タンパク（CRP）などの炎症マーカーよりも関節軟骨破壊の程度を反映し，病態の把握や治療効果の判定，予後予測などに有用とされる．

将来の展望

抗CCP抗体やMMP-3の出現によって，RF測定の臨床的意義はRA診断からRA除外への重要なツールとしてシフトしていくべきだと考える．すなわち，スクリーニング検査などでRF陽性と判定されても実際にRAである確率は10〜20％程度にすぎない．一方，RF陰性だった場合，RAやリウマチ性疾患の可能性を限りなく排除できるという点で重要である．

抗CCP抗体やMMP-3の共通点は，RAの早期診断に有用であることである．RFが陽性のRA患者（セロポジティブRF）であっても，発症1年以内では50％程度しかRFが陽性にならない．またRAの約20％は，RF陰性の患者（セロネガティブRA）である．一方，抗CCP抗体やMMP-3では早期RAやセロネガティブRAであっても陽性や増加を示すことから，早期治療への重要な診断ツールとして，更なる普及が期待される．

また近年，RAの治療法に抗腫瘍壊死因子（tumor necrosis factor：TNF）抗体や抗インターロイキン6（interleukin-6：IL-6）受容体抗体などの生物学的製剤が開発されて併用されており，良好な成績を収めている．これら治療用マーカーには，関節軟骨破壊の程度を特異的に反映するMMP-3が期待される．

（前川真人）

26 自己抗体，抗核抗体

学習の目標 自己抗体および抗核抗体の特性，臨床的意義について理解する．

表1 主な自己抗体検査と陽性を示す疾患

自己抗体	自己抗体名	検査法	代表的な疾患
臓器特異性自己抗体	温式赤血球自己抗体	血球凝集法，クームス法	自己免疫性溶血性貧血
	寒冷凝集素	寒冷凝集反応	慢性寒冷凝集素症
	抗サイログロブリン抗体	サイロイドテスト	橋本病，バセドウ病
	抗甲状腺ミクロゾーム抗体	ミクロゾームテスト	橋本病，バセドウ病
	抗内因子抗体	チャコール法，沈降法	悪性貧血
	抗インスリン受容体抗体	インスリン結合阻害法	インスリン抵抗性糖尿病
	抗好中球細胞質抗体（ANCA）	ELISA	ANCA関連血管炎
	抗アセチルコリン受容体抗体	RIA	重症筋無力症
臓器非特異性自己抗体	ワッセルマン抗体	血清梅毒反応	梅毒，全身性エリテマトーデス
	リウマトイド因子	RAテスト，ELISA	関節リウマチ，肝疾患
	抗ガラクトース欠損IgG抗体	ELISA	関節リウマチ，膠原病
	抗CCP抗体	ELISA	関節リウマチ（早期も含む）
	抗リン脂質抗体	ELISA	抗リン脂質抗体症候群，膠原病
	抗核抗体	間接蛍光抗体法	全身性エリテマトーデス，膠原病

CCP：環状シトルリン化ペプチド，ELISA：固相酵素結合免疫測定法，RA：関節リウマチ

自己抗体

自己免疫とは，自己が有する抗原に対して特異的に反応する因子が生体内で生成され，それによって引き起こされる生体内での一連の免疫反応である．自己抗原に特異的に反応する因子は大きく①自己抗体と，②自己反応性Tリンパ球との2種類に分類されるが，通常，臨床では主に自己抗体の検査が行われている．

生体内における自己抗原は無数に存在し，自己抗体も無数に存在する．しかし，日常臨床検査では数種類のみの自己抗体検査が行われている．というのは，①自己抗体の診断的意義が明確になっていないものが多いこと，②安定した自己抗原試料が容易に得られにくいことがある．一般的に分離精製が比較的容易な可溶性抗原〔サイログロブリン，免疫グロブリン（Ig）Gなど〕や自己血球，異種動物の細胞核などは容易に入手が可能であり，これらに対する自己抗体検査は普及している．

自己抗体は，①臓器特異性自己抗体と②臓器非特異性自己抗体の2種類に大別できる．①は臓器や細胞に特異的に結合する自己抗体で，②は臓器や細胞ではなく生体内に広く分布する成分に結合する自己抗体である．代表的な臓器特異性自己抗体には抗赤血球，抗サイログロブリン，抗甲状腺ミクロゾームといった自己抗体があり，臓器非特異性自己抗体にはワッセルマン（Wassermann）抗体やリウマトイド因子などが含まれる（**表1**）．

抗核抗体

臓器非特異性自己抗体の中でも真核細胞の核内にある抗原物質と反応する自己抗体を抗核抗体（antinuclear antibody：ANA）と総称し，免疫疾患である膠原病で広く高頻度に検出される．これらはさらに各抗原と対応する特異抗体として次のように5種類に分類できる．すなわち①抗DNA抗体群，②抗ヒストン抗体群，③非ヒストンタンパク抗体群，④抗核小体抗体群，⑤その他の抗核抗体群である．

一般的には間接蛍光抗体法による蛍光抗核抗体（fluorescent ANA：FANA）の検出を行っている．FANAは固定細胞核に患者血清を反応させた後，FITC蛍光色素を標識した抗ヒト免疫グロブリン抗体を反応させ，蛍光顕微鏡による蛍光パターンの観察を行う（**表2**）．FANAではその抗体に対する抗原を同定することは難しいが，核の可溶性や非可溶性抗原に対する反応を包括的に確認できることから，膠原病のスクリーニング検査として用いられている．

測定法と基準範囲

自己抗体の測定法はその種類によって異なるため，基準範囲などについても施設など自分自身が行う検査について注意が必要である．近年，固相酵素結合免疫測定法（enzyme-linked immunosorbent assay：ELISA）による定量法が主流となりつつある．

FANA検査では定性法の場合，健常者は陰性を示すことが多い．また患者血清を希釈し，陽性を示す最高希釈倍率を求めることで半定量的な抗体価を求めることができる．この場合の基準範囲は40倍未満とされている．膠原病では160倍以上の陽性を示すことが多く，特に全身性エリテマトーデス（systemic lupus erythematosus：SLE）では高値を示す例が多い（**表3**）．

陽性または高値を示す疾患および病態

臓器特異性自己抗体には疾患特異性が高い抗体も含まれるが，一般的に自己抗体は疾患特異性が低い．したがって，種々の自

表2 抗核抗体（ANA）の種類と代表的な疾患および FANA の染色パターン

抗核抗体の種類	特異抗体	陽性となる代表的な疾患	FANA 染色パターン
抗 DNA 抗体群	抗 dsDNA 抗体	全身性エリテマトーデス（SLE）	辺縁型
	抗 ssDNA 抗体		
抗ヒストン抗体群	抗ヒストン抗体	SLE，進行性全身性硬化症（PSS），関節リウマチ	均質型
非ヒストン核タンパク抗体群	抗 U1-RNP 抗体	混合性結合組織病（MCTD），SLE	斑紋型
	抗 Sm 抗体	SLE	
	抗 ss-B 抗体，抗 ss-A 抗体	シェーグレン症候群	
	抗 Scl 抗体	PSS	
	抗セントロメア抗体	CREST 症候群，PSS，原発性胆汁性肝硬変	セントロメア型
抗核小体抗体群	抗核小体抗体	PSS	核小体型
その他の抗体群	抗 RNA 抗体など	SLE，PSS，シェーグレン症候群など	−

CREST 症候群：石灰沈着・レイノー現象・食道機能異常・強指症・毛細血管拡張症候群，DNA：デオキシリボ核酸，dsDNA：二本鎖 DNA，FANA：蛍光抗核抗体，RNA：リボ核酸，Scl：強皮症，Sm：SLE 患者名 Smith，ssDNA：一本鎖デオキシリボ核酸，U1-RNP：U1 リボ核タンパク

重要ポイント

抗核抗体は種々の自己免疫疾患で陽性となり，多くの自己抗体は単一の疾患を示すものではないため，自己免疫疾患のスクリーニングとしては重要であるが，さらなる鑑別診断を必要とする．一方，抗 dsDNA（二本鎖 DNA）抗体と SLE，抗 CCP 抗体（25 章参照）と関節リウマチ，抗ミトコンドリア抗体と原発性胆汁性肝硬変，抗 ANCA 抗体と血管炎，他の臓器特異性自己抗体のように診断に重要な項目もあるので，各項目の意義を理解して使い分けることが大切である．

サイドメモ

抗リン脂質抗体：生体の細胞や組織成分であるカルジオリピンやリン脂質に対する自己抗体である．臨床検査として有名なのは，梅毒感染の診断の際に抗カルジオリピン抗体を調べる梅毒血清反応で陽性，梅毒スピロヘータをみる検査で陰性を示す現象である．生物学的偽陽性（biological false positive：BFP）とよび，SLE などで認められる．
ELISA で測定する抗 β_2 グリコプロテイン I 抗体（抗 β_2-GPI 抗体）や凝固検査に異常がみられるループスアンチコアグラントの存在は，習慣性流産や動静脈血栓症の原因となっている場合があるため，抗リン脂質抗体の検査は重要である．
抗ミトコンドリア抗体：原発性胆汁性肝硬変（PBC）に高頻度（90％以上）に特異的に検出される．ミトコンドリアという多くの細胞に存在する細胞内小器官に対する自己抗体であるにもかかわらず，臓器特異的な PBC に高い特異性で検出される理由は明らかにはなっていない．間接蛍光抗体法や ELISA で測定される．

表3 ANA 抗体価と疾患，病態および ANA 陽性率

ANA 抗体価	疾患，病態	ANA 陽性率
強陽性（≧1,280 倍）	SLE，MCTD，PSS	95〜99％
陽　性（160〜640 倍）	各種膠原病	30〜70％
疑陽性（40〜80 倍）	健常者，肝疾患	20〜30％

MCTD：混合性結合組織病，PSS：進行性全身性硬化症，SLE：全身性エリテマトーデス

己免疫疾患で陽性や高い抗体価を示す．

ANA も自己抗体の一種であるから，疾患特異性は高くない．ANA 陽性は自己免疫疾患の存在を示唆しているので，精査が必要である．通常，膠原病では ANA が陽性となる確率が高く，特に SLE ではほぼ 100％陽性となる．したがって，ANA が陰性であれば SLE を否定することができる．また，ANA は健常な女性でも弱陽性を示すことがあり，診断には注意が必要である．

将来の展望

自己抗体の測定だけでは疾患の診断は極めて難しい．したがって，自己抗体の測定は自己免疫疾患，膠原病が疑われたときの鑑別診断に際し，補助診断のツールとしての役割が強い．

ANA についても FANA の染色パターンによって特異抗体の同定を行うことはできない．疑われる抗体の同定には ELISA や二重免疫拡散法などによる特異的な検査が必要となる．

自己抗体，ANA の検査は疾患の存在を証明するよりも疾患の存在を否定するためのツールとして，今後もスクリーニング検査などで重要と考えられる．

（前川真人）

27 B型肝炎ウイルス(HBV)、C型肝炎ウイルス(HCV)

学習の目標 HBVおよびHCVの各種ウイルス肝炎マーカーを適切に測定し、HBV、HCVの病態を把握できる。

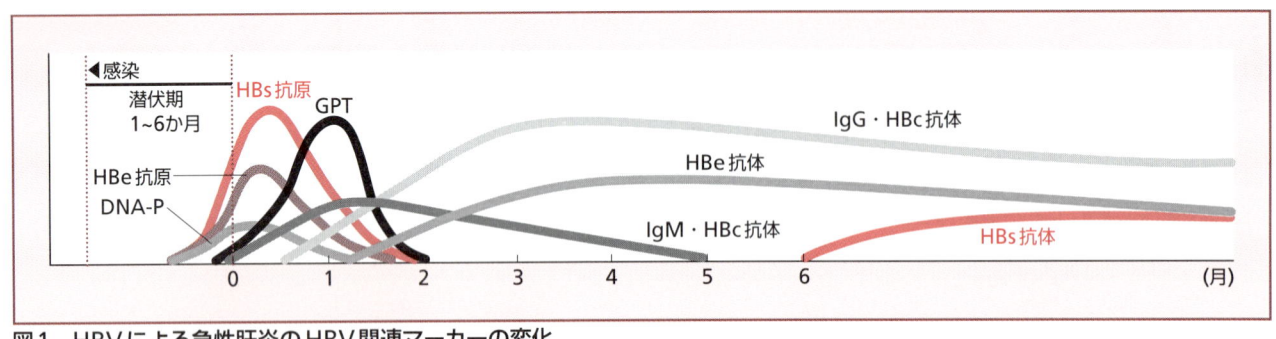

図1 HBVによる急性肝炎のHBV関連マーカーの変化

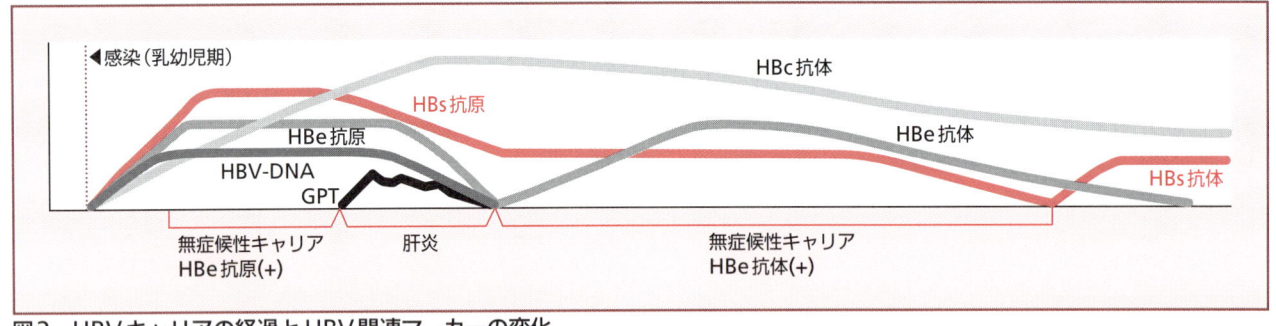

図2 HBVキャリアの経過とHBV関連マーカーの変化

肝炎の主たる原因は、B型肝炎ウイルス(hepatitis B virus：HBV)、C型肝炎ウイルス(hepatitis C virus：HCV)である。これらのウイルスによる感染症は、肝硬変症や肝癌へ進展することも多く、特にHCV感染では慢性化しやすい。したがって、肝機能障害のある患者、輸血の既往のある患者、家族歴に肝炎・肝硬変症・肝癌のある患者などでは、HBs抗原検査とHCV抗体検査が必要である。HBs抗原はHBVの表面に存在する抗原で、HBV感染の有無を表している。HBs抗原が陽性であればHBVの感染状態にあり、体内にHBVが存在することを意味する。HBs抗体はHBs抗原に対する抗体で、過去のHBV感染を判定できる。HBs抗体は中和抗体であるために陽性であれば通常、その後の感染の可能性はないと考えられる。HBs抗原が陽性であれば、HBe抗原、HBe抗体、HBc抗体について検査する必要がある。

HCVは肝炎を引き起こすリボ核酸(ribonucleic acid：RNA)ウイルスで、1989年にHCV遺伝子断片のクローニングが行われ、C100-3抗体測定系が開発されてC型肝炎の診断が可能になった。HCV抗体の存在は過去ないし現在のHCV感染を意味する。

B型肝炎ウイルス(HBV)

HBVは直径42 nmの球形のデオキシリボ核酸(deoxyribonu-cleic acid：DNA)ウイルスで、外被にはHBs抗原、芯に相当する部分にはHBc抗原とHBe抗原が存在し、その内部に二本鎖DNA、DNAポリメラーゼが存在する。

HBs抗原

HBVの外被タンパクで、共通抗原基(a)と特異抗原基(d/y, w/r)の組み合わせから、adw, adr, ayw, ayrの4種類のサブタイプがある。HBs抗原陽性は現在、HBVに感染していることを意味する。急性感染の初期にまれにHBs抗原が陰性であることがあるが、免疫グロブリン(immunoglobulin：Ig)M型HBc抗体やHBc抗体の高抗体価陽性でHBV感染と診断できる。

HBs抗体

HBs抗原に対する抗体で、HBs抗体陽性は過去のHBV感染あるいはHBワクチン接種後にみられる。中和抗体であるのでHBs抗体が陽性の場合、通常再感染はないと考えられるが、近年用いられる強力な免疫抑制療法などによって再活性化を引き起こす可能性もある。サブタイプの異なるHBVの感染では、HBs抗原、HBs抗体がともに陽性という場合がありうる。

HBc抗体

HBc抗原に対する抗体で主としてIgG型であり、HBV感染後ほぼ陽性となって生涯持続する。低抗体価の場合は過去のHBV感染を意味し、多くの場合はHBs抗体陽性である。高抗体価の場合はHBV感染状態で、ほとんどはHBs抗原が陽性

であり，再活性化を引き起こす可能性がある．

IgM 型 HBc 抗体
HBV 感染初期から血液中に出現し，2～12 か月で陰性化する．高抗体価陽性は B 型急性肝炎を意味し，低抗体価陽性は B 型慢性肝炎の急性増悪や B 型急性肝炎とその数か月後の B 型急性肝炎を意味する．HBs 抗原が陰性であっても，IgM 型 HBc 抗体が陽性であれば B 型急性肝炎と考えられる．

HBe 抗原
HBV が増殖時に産生されるプレコア抗原タンパクの一部が切断されて，可溶性タンパクとして血中に出現したもの．HBe 抗原陽性は血中の HBV 量が多いことを意味し，感染性が強い．HBV 増殖性のマーカーでもあり，肝炎では活動性の場合が多い．

HBe 抗体
HBe 抗原に対する抗体で，HBV の増殖が衰え，HBe 抗原産生が HBe 抗体量よりも少なくなると，HBe 抗体が検出される．HBe 抗体が陽性の場合には，HBV は存在するが，量的には少なく，慢性肝炎では非活動性であることが多い．また感染性も低い．ただし変異型 HBV の場合には HBe 抗体陽性でも，活動性であることもある．

HBV-DNA，HBV-DNA ポリメラーゼ
血中 HBV 量を反映し，肝炎の増悪に先行して上昇し，インターフェロンなどの抗ウイルス療法の適応の選択や効果判定などの指標に用いられる．

HBV による急性肝炎
成人が HBV に感染すると，6 か月以内の潜伏期の後，血液中に HBs 抗原および HBe 抗原が出現する．HBs 抗原がピーク値になるころにアスパラギン酸アミノトランスフェラーゼ（AST）やアラニンアミノトランスフェラーゼ（ALT）が上昇し，その後 HBs 抗原は減少して消失する．HBe 抗原は HBs 抗原の消失よりも先に陰性化する．HBs 抗原が陽性となってまもなく IgM 型 HBc 抗体が陽性となり，その後 IgG 型 HBc 抗体が陽性となって一生涯持続する．HBe 抗原の陰性化とともに HBe 抗体が陽性化する．HBs 抗体は HBs 抗原が陰性化してから数か月後に陽性化する（図1）．

HBV キャリア
母児感染や乳幼児期の HBV 感染ではウイルスを排除できず，持続感染となる．感染後には，HBs 抗原陽性，HBe 抗原陽性，HBc 抗体陽性となるが，肝機能は正常で，この状態を無症候性 HBV キャリアとよぶ．その後，時期がくると B 型肝炎を発症して肝機能の増悪がみられるが，肝炎の間に HBV-DNA の陰性化，HBe 抗原陽性から HBe 抗体陽性への変換（セロコンバージョン）が起こり，さらに HBs 抗原が減少し，その後 HBc 抗体も減少していく（図2）．ある時期がきてもセロコンバージョンが起こらない場合には，将来肝硬変症や肝癌への移行の可能性が高いので，HBe 抗原の陰性化をねらいインターフェロンなどの抗ウイルス療法が行われる．

サイドメモ

リツキシマブは，抗ヒト CD20 ヒト・マウスキメラ抗体からなるモノクローナル抗体で，B 細胞性非ホジキンリンパ腫などの治療に用いられるが，その強い免疫抑制作用により HBV キャリアの患者での B 型肝炎再燃が見られることがあり，特に HBs 抗原陰性，HBs 抗体陽性例でも投与後に劇症肝炎を併発したとの報告があり，厳重な注意が必要である．

C 型肝炎ウイルス（HCV）
直径約 60 nm の RNA ウイルスで，エンベロープがあり，約 9,400 塩基配列のプラス鎖 HCV-RNA をもつ．HCV は血液を介して感染し，急性肝炎を発症する．急性肝炎の 30～40% は治癒するが，60～70% は年齢に関係なく慢性化して持続感染となり，肝硬変症さらに肝癌へと移行する例が多い．

HCV 抗体
HCV 抗体は HCV 感染の結果として血液中に出現する．通常，HCV 抗体は発症 2 週以降に陽性化するが，ときには 6 か月後に陽性となる症例もある．最初に開発された第一世代の HCV 抗体測定系は C100 タンパク（NS3～4 領域）を抗原として測定したが，C 型肝炎での陽性率は約 70% にすぎなかった．第二世代の測定系ではより高感度にするため，NS3～4 領域に加えて NS3 領域と C 領域の発現タンパクを抗原として用い，C 型肝炎の検出率はほぼ 100% となった．さらに第三世代の測定系では NS5 領域の発現タンパクを加えている．

HCV 抗体陽性では，過去の感染および現在の感染状態の両者が考えられるため，その鑑別には HCV-RNA 検査が必要である．HCV 抗体陽性の約 70% は HCV キャリアであるが，その場合は多くが高抗体価を示す．残りの約 30% は既感染例で，低抗体価であることが多い．

HCV-RNA
HCV のウイルス量をみるもので，分岐 DNA プローブ法とアンプリコアポリメラーゼ連鎖反応（polymerase chain reaction：PCR）法などの定量法が用いられるが，後者の方が感度に優れている．無症候性 HCV キャリア，慢性非活動性肝炎，慢性活動性肝炎，肝硬変症，肝癌で血中 HCV-RNA を測定すると進行とともに次第に高値をとることから，ウイルスの増加によって肝病変が進行するものと推定される．

HCV コア抗原
HCV コア抗原量の測定は，PCR 法による HCV-RNA の定量測定と良好な相関関係があり，測定レンジが広く，安価であることからしだいに普及してきている．

HCV-RNA 型
HCV は NS4 領域の抗原性が遺伝子型によって異なり，特異抗原を用いて血清学的に分類する血清型測定と，PCR 法を応用した遺伝子型測定によって 6 つのグループに分類される．日本では，遺伝子型 1a，1b，2a，2b に分類され，そのうち 1b 型が最も多く約 70%，2a 型 20%，2b 型 5% 程度とされる．

〈松野一彦〉

28 ヒト免疫不全ウイルス（HIV）

学習の目標 ヒト免疫不全ウイルス（HIV）感染症を早期に発見し，後天性免疫不全症候群（AIDS）への進行を防ぐために，適切な HIV 関連検査の選択ができる．

```
・HIV-1/2スクリーニング検査法1)          感度が十分に高い検査法であること1)
・ELISA，PAなど

    ↓       ↓       ↓
   陽性    保留    陰性  →  非感染またはウインドウピリオド2)

・HIV-1 確認検査
・ウエスタンブロット法および核酸増幅検査法（RT-PCR 法など）
（両方を同時に行う）
```

HIV-1 検査結果		判定・指示事項
ウエスタンブロット法	核酸増幅検査法	
陽性	陽性	HIV-1 感染者
	検出せず※	HIV-1 感染者3)
保留	陽性	急性 HIV-1 感染者4)
	検出せず※	HIV-2 の確認検査を実施，陰性時は保留とし 2 週間後に再検査5)
陰性	陽性	急性 HIV-1 感染者4)
	検出せず※	HIV-2 の確認検査を実施，陰性時は保留とし 2 週間後に再検査5)

→ HIV-2 確認試験が陽性の場合は HIV-2 感染者
→ 両者が陰性の場合は非感染者6)

1) 明らかな感染のリスクがある場合や急性感染を疑う症状がある場合は抗原・抗体同時検査法によるスクリーニング検査に加え HIV-1 核酸増幅検査法による検査も考慮する必要がある．（ただし，現時点では保険適応がない．）
2) 急性感染を疑って検査し，HIV-1/2スクリーニング検査とウエスタンブロット法が陰性または保留であり，しかも，HIV-1核酸増幅検査法（RT-PCR法）が陽性であった場合は，HIV-1 の急性感染と診断できるが，後日，HIV-1/2スクリーニング検査とウエスタンブロット法にて陽性を確認する．
3) HIV-1 感染者とするが，HIV-1核酸増幅検査法（RT-PCR：リアルタイムPCR法または従来法の通常感度法）で「検出せず※」の場合（従来法で実施した場合は，リアルタイムPCR法または従来法の高感度法における再確認を推奨）は HIV-2 ウエスタンブロット法を実施し，陽性であれば HIV-2 の感染者であることが否定できない（交差反応が認められるため）．このような症例に遭遇した場合には，専門医，専門機関に相談することを推奨する．
4) 後日，適切な時期にウエスタンブロット法で陽性を確認する．
5) 2 週間後の再検査において，スクリーニング検査が陰性であるか，HIV-1/2 の確認検査が陰性/保留であれば，初回のスクリーニング検査は偽陽性であり，「非感染（感染はない）」と判定する．
6) 感染のリスクがある場合や急性感染を疑う症状がある場合は保留として再検査が必要である．また，同様な症状を来たす他の原因も並行して検索する必要がある．

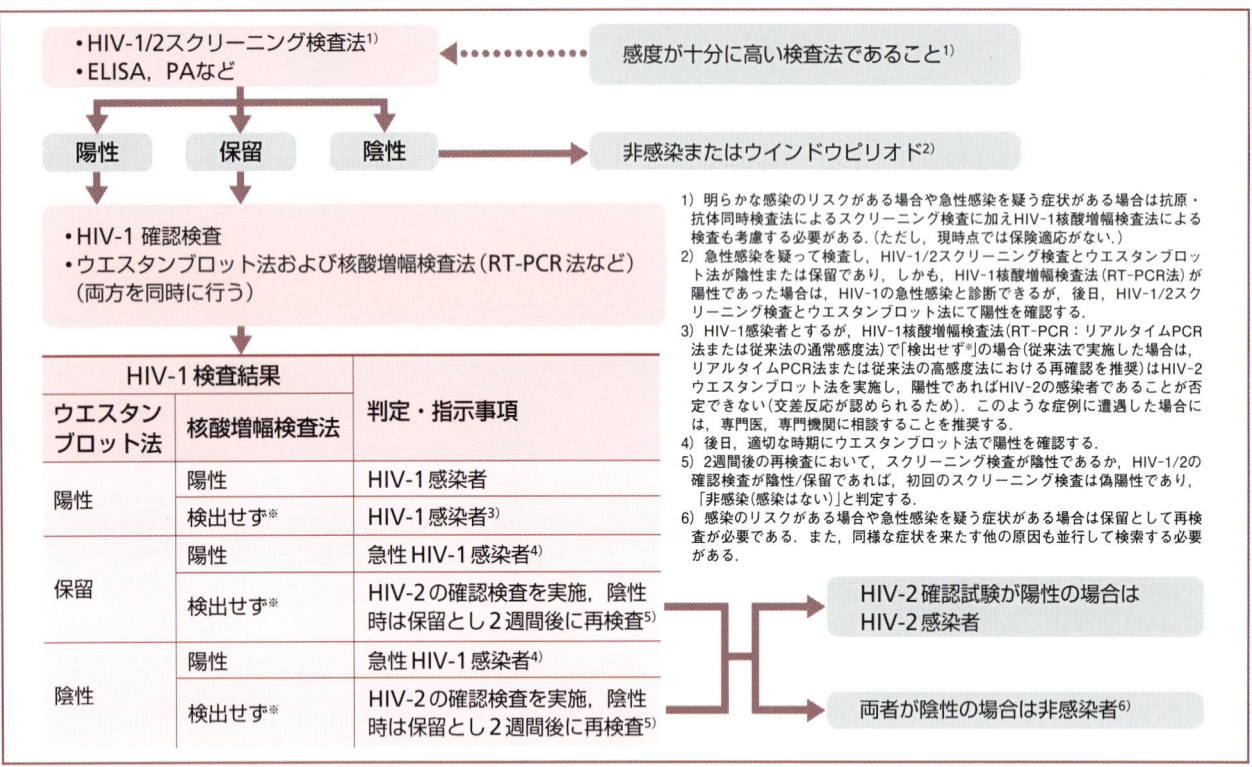

図1 HIV-1/2 感染症の診断法（2008 年版）（日本エイズ学会・日本臨床検査医学会 標準推奨法）

ヒト免疫不全症ウイルス（human immunodeficiency virus：HIV）抗体は，HIV に対する抗体で，HIV 感染症の診断に必須の検査である．HIV 抗体のスクリーニング検査は，ゼラチン粒子凝集法（PA 法），酵素免疫測定法（enzyme immunoassay：EIA 法），固相酵素結合免疫測定法（enzyme-linked immunosorbent assay：ELISA 法）が用いられ，感度 99.7％，特異度 99.9％と精度の高い検査法である．しかし，感染後 HIV 抗体が検出されるまでに 6 週間くらいのウインドウピリオドがあることが問題である．最近，第四世代の測定キットが導入されたことによってウインドウピリオドが 2〜3 週間程度に短縮されたが，いまだ偽陽性が生じる可能性があるため，確認検査が必要である．

確認法として間接蛍光抗体法（indirect fluorescent assay：IFA 法），あるいはウエスタンブロット法（Western blot technique：WB 法）＋逆転写ポリメラーゼ連鎖反応（reverse transcriptase-polymerase chain reaction：RT-PCR 法）が用いられている．WB 法は HIV 感染後，陽性になるまでに時間がかかる．一方，RT-PCR 法による HIV-RNA 量の測定は，HIV 感染の診断感度は 95〜98％で，2〜9％で偽陽性がみられるため WB 法による確認が必要である．

HIV

HIV は後天性免疫不全症候群（acquired immunodeficiency syndrome：AIDS）の原因ウイルスで，CD4 の発現しているヘルパー T 細胞に結合して侵入し，逆転写酵素を使ってプロウイルスをつくり，核内の染色体に組み込まれる．HIV は従来から知られていた 1 型（HIV-1）と，西アフリカに多い 2 型（HIV-2）に分けられる．

HIV 感染症の診断

日本エイズ学会・日本臨床検査医学会の推奨する『診療における HIV-1/2 感染症の診断のフローチャート』によると，まず HIV-1/2 抗体・抗原キットでスクリーニング検査を行う．陽性あるいは判定保留の場合は WB 法および RT-PCR 法を行い，HIV-1 が WB 法で陽性，あるいは RT-PCR 法で陽性であれば HIV-1 感染症と診断する．HIV-1 が WB 法で判定保留あるいは陰性の場合は HIV-2 の確認試験を行い，陽性ならば HIV-2 感染症と診断する．判定保留あるいは陰性ならば 2 週間後に確認検査を再度行う（図1）．

CD4 陽性リンパ球数

HIV 感染症では進行に伴い CD4 陽性リンパ球数が減少するために，フローサイトメトリーにより CD4 陽性リンパ球数をカウントすることが重要である．米国保健福祉省による『成人および

表1　AIDS指標疾患

A. 真菌症
　1. カンジダ症（食道，気管，気管支，肺）．2. クリプトコッカス病（肺以外）．3. コクシジオイデス症〔(1)全身に播種したもの，(2)肺，頸部，肺門リンパ節以外の部位に起こったもの〕．4. ヒストプラズマ症〔(1)全身に播種したもの，(2)肺，頸部，肺門リンパ節以外の部位に起こったもの〕．5. カリニ肺炎（注）原虫という説もある

B. 原虫症
　6. トキソプラズマ脳症（生後1か月以後）．7. クリプトスポリジウム症（1か月以上続く下痢を伴ったもの）．8. イソスポラ症（1か月以上続く下痢を伴ったもの）

C. 細菌感染症
　9. 化膿性細菌感染症（13歳未満で，ヘモフィルス，連鎖球菌等の化膿性細菌により以下のいずれかが2年以内に，二つ以上多発あるいは繰り返して起こったもの）．〔(1)敗血症，(2)肺炎，(3)髄膜炎，(4)骨関節炎，(5)中耳・皮膚粘膜以外の部位や深在臓器の腫瘍〕．10. サルモネラ菌血症（再発を繰り返すもので，チフス菌によるものを除く）．*11. 活動性結核（肺結核又は肺外結核）．12. 非定型抗酸菌症〔(1)全身に播種したもの，(2)肺，皮膚，頸部，肺門リンパ節以外の部位に起こったもの〕

D. ウイルス感染症
　13. サイトメガロウイルス感染症（生後1か月以後で，肝，脾，リンパ節以外）．14. 単純ヘルペスウイルス感染症〔(1)1か月以上持続する粘膜，皮膚の潰瘍を呈するもの，(2)生後1か月以後で気管支炎，肺炎，食道炎を併発するもの〕．15. 進行性多巣性白質脳症

E. 腫瘍
　16. カポジ肉腫．17. 原発性脳リンパ腫．18. 非ホジキンリンパ腫：LSG分類より〔(1)大細胞型：免疫芽球型，(2)Burkitt型．*19. 浸潤性子宮頸癌〕

F. その他
　20. 反復性肺炎．21. リンパ性間質性肺炎/肺リンパ過形成：LIP/PLH complex（13歳未満）．22. HIV脳症（痴呆又は亜急性脳炎）．23. HIV消耗性症候群（全身衰弱又はスリム病）

*C11 活動性結核のうち肺結核及びE19浸潤性子宮頸癌については，HIVによる免疫不全を示唆する症状または所見がみられる場合に限る．

（厚生省エイズ動向委員会）

青少年HIV-1感染者における抗レトロウイルス薬の使用に関するガイドライン』では，AIDSと定義される疾患の既往を有する患者，またはCD4陽性Tリンパ球が350個/μL未満の患者では抗HIV療法を開始すべき，としている．

HIV抗体陽性を示す病態

急性感染期および無症候期

HIV感染後，数週間後くらいから，感染者の約75％に発熱，咽頭炎，リンパ節腫大，発疹などの症状を認め，これを急性感染期とよぶ．EBウイルスなどの他のウイルス感染症や薬物アレルギーなどとの鑑別が難しいが，この時期からHIV-RNAの上昇がみられる（図2）．その後HIV-RNAの低下とHIV抗体の上昇がみられるが，症状は消失し，無症候期に入って5～10年間持続する．

AIDS期

HIV感染後，徐々に免疫機能が障害され，無症候期を経て免疫不全が進行し，厚生省（現厚生労働省）エイズ動向委員会で定めた表1のような23のAIDS指標疾患もしくは状態と診断された場合にAIDSと診断する．通常，HIV抗体は陽性であるが，末期に陰性になることもある．

PA法によるHIV抗体測定

HIV-1とHIV-2由来の培養不活化抗原をゼラチン粒子に吸着させたものを用いてHIV-1抗体とHIV-2抗体をともに捉える方法である．またリコンビナント抗原であるgp41，p24をゼラチン粒子に吸着させて用いるHIV-1抗体検出法，gp36をゼラチン粒子に吸着させて用いるHIV-2抗体検出法がある．手技は簡単で感度が高いので，スクリーニング検査として用いられるが，時に偽陽性があるので，陽性の場合には確認検査を行う必要がある．

EIA(ELISA)法によるHIV抗体測定

HIV精製抗原，リコンビナント抗原，合成ペプチドなどを，ポ

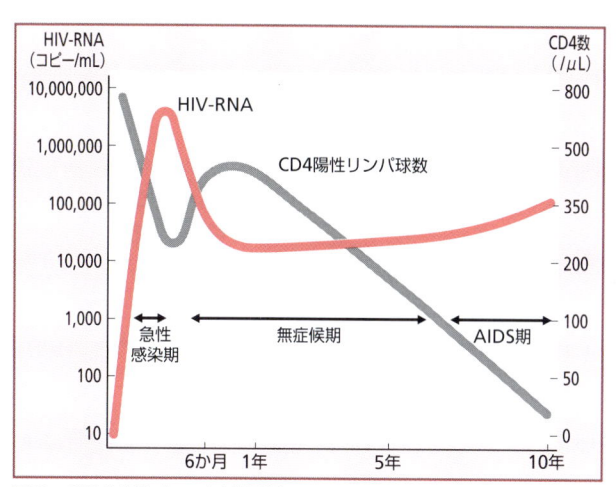

図2　HIV感染症の自然経過

リエチレンビーズやマイクロプレートに固相化して間接法，競合法，サンドイッチ法などでHIV抗体を検出する方法である．スクリーニング検査として用いられる．

ウエスタンブロット(WB)法によるHIV抗体測定

WB法はHIV抗体の確認検査として用いられている．ウイルス粒子を構成するタンパクと糖タンパク抗原を，SDSポリアクリルアミドゲル電気泳動(SDS-PAGE)で分画する．その後，ニトロセルロース膜に転写して被検血清と反応させ，酵素抗体法でウイルスタンパクに特異的バンドを検出することで判定する．

間接蛍光抗体(IFA)法によるHIV抗体測定

HIV感染樹立細胞の塗抹標本をアセトンで固定し，ここに血清を反応させる．次いで蛍光標識ヒトIgGを反応させた後，特異蛍光像から抗体の有無を判定する．HIV抗体の確認検査として用いられる．

PCR法によるHIVプロウイルスDNA検出法

感染細胞中に組み込まれたHIVプロウイルスDNAを，PCR法を用いて迅速かつ高感度に検出する方法である．HIV感染後で抗体がまだ検出されない時期の診断や，母親の胎盤由来の移行抗体の存在が疑われる乳児での診断などに用いられる．

RT-PCR法によるHIV-RNAの検出

血中のHIV-RNAを検出する方法である．感染の初期診断や抗体陽性の母親から生まれた乳児の診断，HIV感染者の経過観察，抗HIV薬治療の効果判定などに用いられる．

サイドメモ

HIV関連検査による抗HIV薬の効果判定：抗HIV療法の失敗は，ウイルス学的失敗と免疫学的失敗とがある．ウイルス学的失敗とは，治療開始24週後のHIV-RNA量が2回連続して400コピー/mLを上回るか，48週後のHIV-RNA量が2回連続して50コピー/mLを上回る場合，あるいはウイルス学的抑制の後に検査の検出限界を上回る量のHIV-RNAが検出されることである．また免疫学的失敗とは，「ウイルス学的抑制にもかかわらずCD4陽性Tリンパ球数に一定の効果が認められず，またそれを維持できないこと」と定義される．具体的には4～7年といった一定期間にCD4陽性Tリンパ球数が350/μLまたは500/μL以上に増加しない場合である．

（松野一彦）

29 脳性ナトリウム利尿ペプチド(BNP), NT-proBNP

学習の目標 脳性ナトリウム利尿ペプチド(BNP)とNT-proBNPの産生機序を理解することにより，検査の意義・目的を理解する．

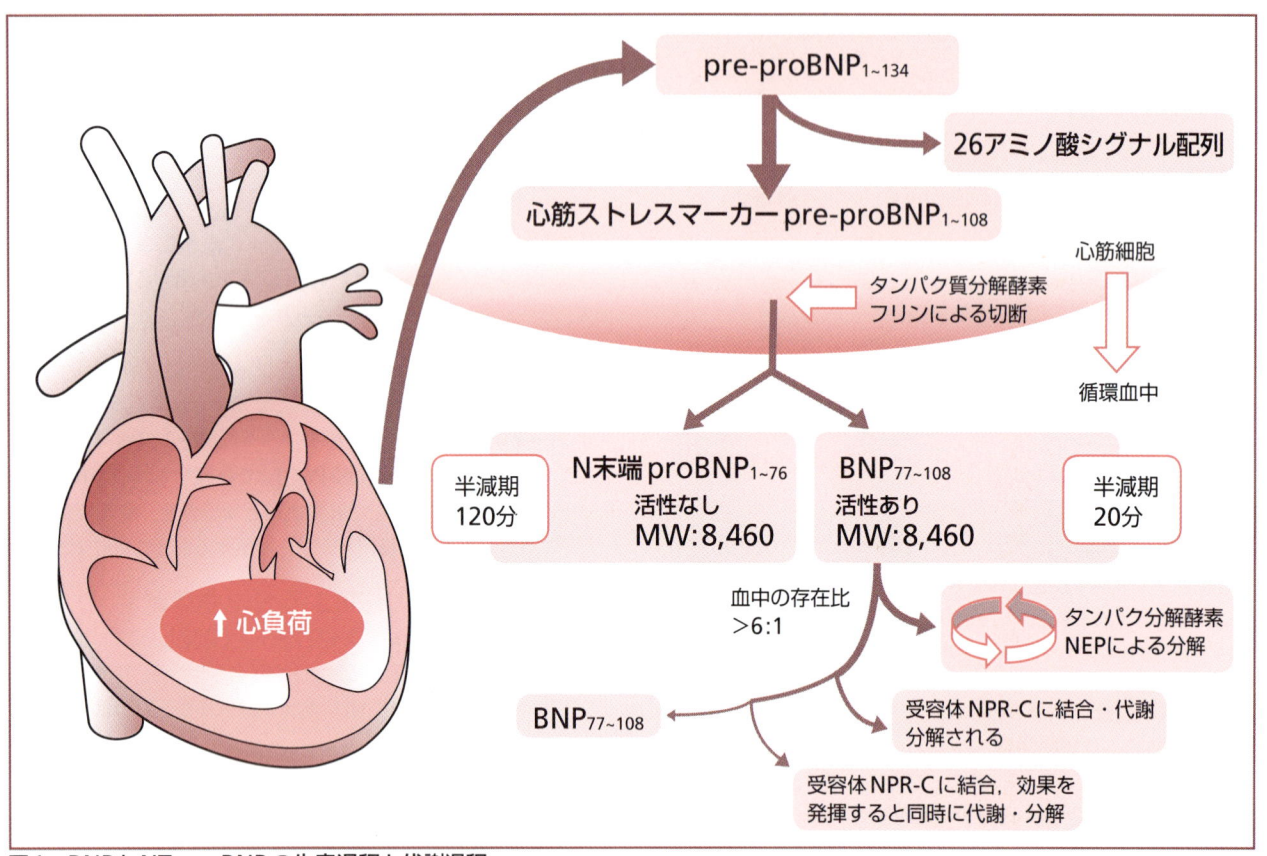

図1 BNPとNT-proBNPの生産過程と代謝過程

脳性ナトリウム利尿ペプチド(brain natriuretic peptide：BNP)は，ナトリウム利尿ペプチドファミリーに属し，心房性ナトリウム利尿ペプチド(arterial natriuretic peptide：ANP)に続いてブタの脳より単離同定された．ヒトの脳にはほとんど存在せず，主として心室で合成，分泌される．

心負荷によりBNPの前駆体のpre-proBNPが心筋細胞内で産生され，26個のアミノ酸からなるシグナルペプチドが切断される．その後，タンパク分解酵素フリン(furin)により切断されホルモン活性のあるBNPと非活性のN末端BNPフラグメント(NT-proBNP)に分解され，等量血中に分泌される．BNPは酵素(中性エンドペプチダーゼ：neutral endopeptidaseなど)による分解や細胞表面の受容体(ナトリウム利尿ペプチド受容体：natriuretic peptide receptor：NPR)に結合して代謝，分解され，最終的に腎臓で排出される(図1)．NT-proBNPはBNPとは異なり，他の影響は受けずに腎臓で排泄されるため，血中ではNP-proBNPが6倍以上多く存在する．BNPの血中での半減期は約20分であるのに対し，NT-proBNPは約120分と長い．このようにNT-proBNPは，BNPに比べて血中半減期が長いため血中濃度の上昇が大きく，心不全の早期診断や疾患の重症度の把握にとって有用である．また，腎機能の影響を強く受けるため，腎機能障害を合わせて評価することができる．さらに，血中での安定性が良好であり，測定結果の信頼性が高く，冷蔵保存でも安定しているので，保存血清でも測定可能である(表1)．

BNPは生理学的に，血管拡張作用，利尿作用，ナトリウム利尿作用，交感神経系およびレニン・アンジオテンシン系の抑制作用などで心臓を保護し，心不全の病態を改善する方向に働く．

高値を示す疾患

- BNP高値では慢性心不全，慢性腎不全，本態性高血圧症，心筋症，心肥大，急性心筋梗塞を示す．
- NT-proBNP高値では慢性心不全，急性心不全，慢性腎不全，心筋症，心肥大を示す．

検査の意義・目的
心不全の診断のための重要な生化学的指標

心不全は心臓に負荷がかかり機能低下に陥った状態の総称であり，単一の概念・臨床所見で捉えることはできない．問診・診

表1 BNPとNT-proBNPの比較

項目	BNP	NT-proBNP
形状	BNP分子(77〜108)	N端フラグメント(1〜76)
分子量	約3,470	約8,460
ホルモン活性	あり	なし
血中半減期	20分	120分
代謝過程	中性エンドペプチダーゼ(neutral endopeptidase：NEP) ナトリウム利尿ペプチド受容体(natriuretic peptide receptor：NPR) 腎クリアランス	腎クリアランス
検体	エチレンジアミン四酢酸(ethylenediaminetetraacetic acid：EDTA)血漿，全血	血漿/血清
溶血の影響	あり(低くなる)	なし
採血後の安定性	不安定(低くなる)	安定
腎機能の影響	＋	＋＋

表2 BNP，NT-proBNPによる心不全の判断基準

心不全の判定	設定値	BNP(pg/mL)	NT-proBNP(pg/mL)
疑いなし	基準範囲上限	18.4	55
	カットオフ値	40	125
疑い	心不全の疑い	100	300
治療	治療の目標値	200	1,200
管理	積極的治療	500	5,000

察・胸部X線・心エコーなどから総合的に診断が行われるが，循環器専門医でない限りその診断は困難な場合がある．BNPおよびNT-proBNPは客観的に判断可能な生化学的指標であり，専門医以外でも心不全診断にとって有用な検査となりうる．実際，開業医でも頻用されている項目である．

心不全の重症度の評価(表2)
ニューヨーク心臓協会(New York Heart Association：NYHA)による分類は身体症状からみた心不全の重症度の指標としてよく用いられるが，BNPおよびNT-proBNPの値はNYHA分類の重症度との相関がよく，この段階が進むほど高値を示すことから，心不全の重症度として用いることができる．

心不全治療の効果判定
BNPやNT-proBNPは治療効果に応じ鋭敏に変動するため，心エコー検査で得られる情報よりも早期に治療効果を知ることができる場合が多く，数値の変動を参考に投薬が可能である．

心不全患者の予後予測
心不全の予後規定因子として従来から知られている他の因子と比較しても，優れた予後因子であることが明らかにされている．

虚血性心疾患における測定意義
心筋梗塞発症後の早期から上昇し，短期および長期の予後にとって重要な規定因子であることがわかってきた．予後や早期侵襲的治療の選択などに使用可能と期待されている．

将来の展望
以前は検査報告をするまで3〜4日もかかっていた検査が，自動分析装置による検査室での測定が可能になったことで1時間以内の報告が可能になった．このように迅速測定が可能になっ

> **重要ポイント**
> 予想外の値が認められたときは体液量に影響を及ぼす薬物(利尿薬など)，食塩摂取量などの影響を考慮して評価する必要がある．

> **サイドメモ**
> BNPおよびNT-proBNP検査の重要性は，日本循環器学会を中心とした7学会の合同研究班によって作成された「慢性心不全治療ガイドライン」(http://www.j-circ.or.jp/guideline/pdf/JCS2005_matsuzaki_h.pdf)にも明記されており，今後のガイドライン作成のなかでもさらに有用性が強調されていくものと予測される．

たことによって確定診断の一助として，また治療の効果判定，投薬の変更の決定にも直接生かせるようになってきた．BNP/NT-proBNPの値を見ることにより，効果的な心不全治療が実現できるものと期待されている．

また，BNP/NT-proBNPを活用することで，種々のリスクファクターによって徐々に心臓への負荷となるような心不全予備軍の流れをより早期に捉えることができると考えられる．

心不全の慢性期治療の多くはプライマリ・ケアが担っているが，一般内科開業医での心不全や心機能の検査指標が乏しく，これらの現場での活用が期待されるし，実際に進んでいる．また，虚血性心疾患，急性冠症候群でも治療方法の選択や予後予測などに有効という報告が多くみられ，これら急性期疾患でも測定すべき検査項目の1つにあげられるものと予測される．

〔前川真人〕

30 骨代謝マーカー（骨吸収と骨形成）

学習の目標 近年増加してきている骨粗鬆症や癌の骨転移などによる骨代謝異常や，骨吸収マーカー，骨形成マーカーについて理解する．

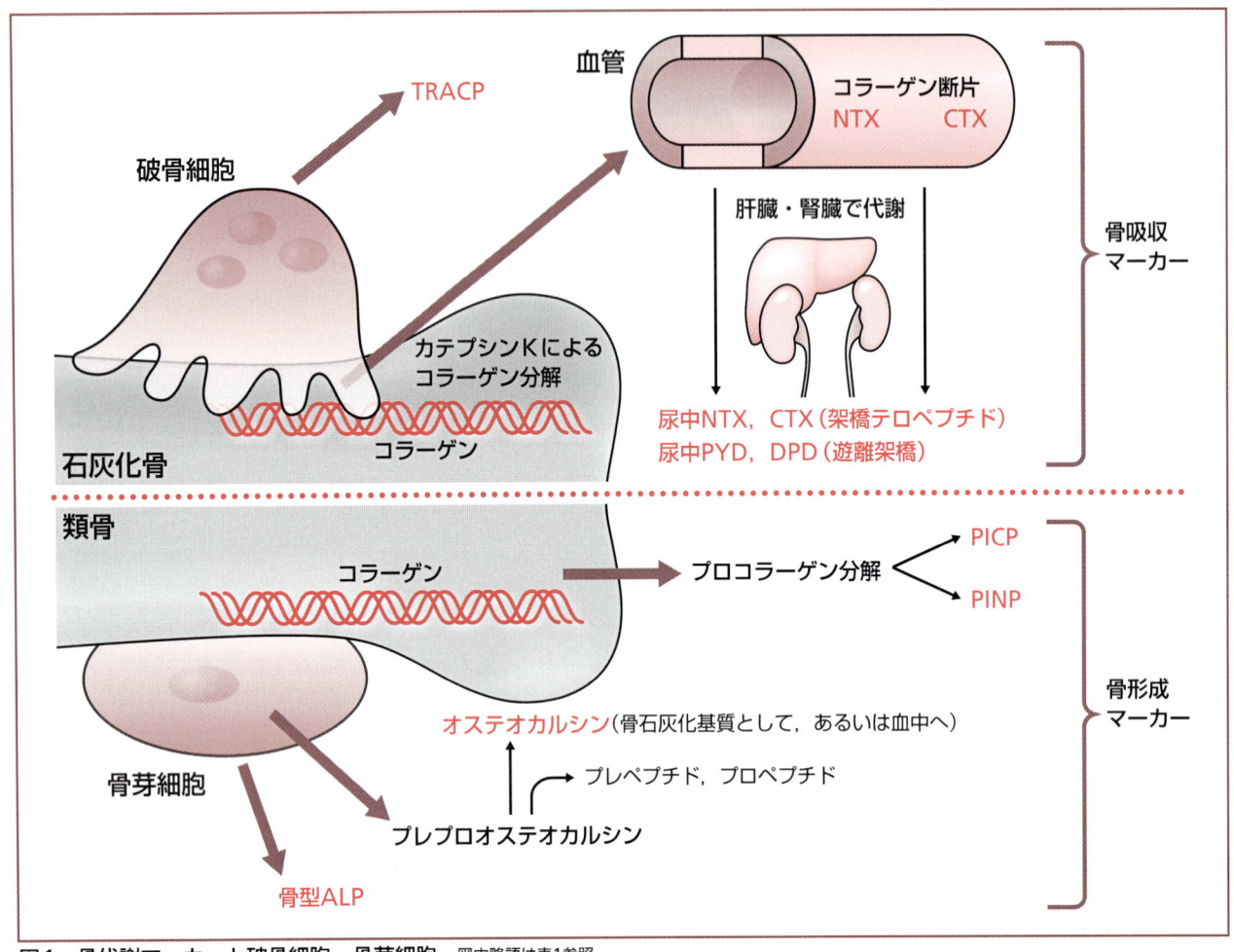

図1 骨代謝マーカーと破骨細胞，骨芽細胞．図中略語は表1参照

ヒトの骨は常に古い骨を壊して吸収しては，そこに新しい骨を作っている（骨吸収と骨形成）．これにより，血中カルシウム濃度を調節するとともに，骨の強度を保っている．これが骨代謝であり，①破骨細胞による骨吸収と②骨芽細胞による骨形成がバランスを保っている．しかし，骨吸収が相対的に増えてしまうと骨密度が低下し，骨粗鬆症になる．

骨粗鬆症

骨粗鬆症は，骨折リスクを増やすような骨強度の問題が生じた人における骨格の疾患と定義づけられる．骨強度は，骨密度と骨の質によって決定される．骨密度は単位面積もしくは単位体積あたりのミネラル量で表される．また，骨の質は，骨の微細構造，骨代謝回転，微小損傷の蓄積，石灰化の程度，コラーゲンなど骨基質の特性により規定され，血液生化学的検査（骨代謝マーカー）で評価できる．

骨密度は二重エネルギーX線吸収法（dual-energy x-ray absorptiometry：DXA法）により測定でき，骨代謝マーカーの計測が保険適用になり骨の質が計測できるようになった．また，骨吸収抑制薬が導入され，骨粗鬆症による骨折の予防が効率的に行えるようになったため，骨代謝マーカーを調べることで骨代謝の状態が定量的に判定できるようになった．

骨代謝マーカー（図1）

骨代謝マーカーは，破骨細胞や骨芽細胞が産生する酵素やタンパク質，骨基質や骨成分が分解されたり，分泌された後に修飾されて生じる代謝産物からなる．血中の成分および尿中に分解・排泄されたものを主に免疫学的に測定する（表1）．骨代謝は日内変動もあり，特に深夜から早朝にかけて骨吸収が盛んなため，できるだけ早朝に採血や採尿した検体を用いて，毎回同じ時間帯に測定することが望ましい．骨代謝マーカーが上昇す

表1 骨代謝マーカー

骨代謝マーカー	項目名	略語	試料
骨吸収マーカー	ピリジノリン	PYD	尿
	デオキシピリジノリン	DPD	尿
	Ⅰ型コラーゲン架橋NテロペプチドCテロペプチド	NTX	尿，血清
	Ⅰ型コラーゲン架橋Cテロペプチド	CTX	尿，血清
	Ⅰ型コラーゲンC末端テロペプチド	ⅠCTP	血清
	酒石酸抵抗性酸ホスファターゼ	TRACP	血清
骨形成マーカー	骨型アルカリホスファターゼ	BAP	血清
	オステオカルシン	OC	血清
	Ⅰ型プロコラーゲンNプロペプチド	PINP	血清
	Ⅰ型プロコラーゲンCプロペプチド	PICP	血清

> **重要ポイント**
> 骨代謝は，骨吸収を担当する破骨細胞と骨形成を担当する骨芽細胞によって行われている．これらの2種類の細胞が産生するのが骨代謝マーカーであるため，いずれに関係するマーカーが優位であるかを検査によって知ることが，病態の把握にとって必要である．骨密度は静的な状態の指標であるが，骨代謝マーカーは動的な骨代謝状態を把握し，これから起こりうる骨密度の変化や骨折の危険性の予測も可能である．

るのは，高回転型骨粗鬆症，副甲状腺機能亢進症，甲状腺機能亢進症，くる病，骨軟化症，ページェット病(Paget disease)(骨)，あるいは悪性腫瘍の骨転移などである．

骨吸収マーカー
ピリジノリン(PYD)，デオキシピリジノリン(DPD)
Ⅰ型コラーゲンは骨基質の90％以上を占めるタンパク質であり，PYD，DPDによって分子間架橋が形成されている．破骨細胞から分泌されたカテプシンKによって骨組織中のⅠ型コラーゲンが分解されると，これら架橋ペプチドが血中に入り，約40％はそのまま糸球体から尿に排泄される．したがって，特にDPDは尿中の骨吸収マーカーとして測定される．なお，PYDは関節軟骨，大動脈，靱帯など骨以外のコラーゲン(膠原)線維中にも存在するが，DPDは骨のコラーゲンに局在するため骨に対しての特異性が高い．しかし，糸球体のクリアランス低下をきたす腎機能障害時には判定できない．

Ⅰ型コラーゲン架橋Nテロペプチド(NTX)，Ⅰ型コラーゲン架橋Cテロペプチド(CTX)
PYDやDPDがⅠ型コラーゲンと結合するペプチド部分は特異的な構造を示し，NTX，CTXはそれぞれN端部分とC端部分であり，尿中，血中での濃度を測定する．NTXは特に上昇率が大きいため，骨吸収のよいマーカーである．CTXのうち，β異性化を受けたβCTXをβクロスラプスといい，緩徐な骨吸収マーカーとして骨粗鬆症における骨吸収抑制治療のモニターに用いられる．

Ⅰ型コラーゲンC末端テロペプチド(ⅠCTP)
Ⅰ型コラーゲンのC端部分がPYDやDPDと架橋されたペプチドをⅠ型コラーゲンC端テロペプチド(ⅠCTP)とよぶ．ⅠCTPはⅠ型コラーゲンの分解時に産生され，血中だけでなく尿中にも分解産物が存在する．腎臓で代謝されるため，腎機能が低下すると血中レベルは上昇する．Ⅰ型コラーゲンの崩壊の程度を評価できる．

酒石酸抵抗性酸ホスファターゼ(TRACP)
酸ホスファターゼは破骨細胞のほかに前立腺，血小板，赤血球などにも存在し，電気泳動によってアイソザイム分画できる．このうち，前立腺由来は酒石酸によって阻害されるが，赤血球由来や血小板由来は阻害されない．破骨細胞由来のTRACPは高濃度の酒石酸によっても阻害されない(酒石酸抵抗性)．

骨形成マーカー
骨型アルカリホスファターゼ(BAP)
アルカリホスファターゼには肝臓，骨，胎盤，小腸などのアイソザイムが存在するが，BAPは骨芽細胞に由来し，類骨形成および石灰化作用において重要な役割を果たす．病態以外に，骨代謝が活発な小児期や，閉経期には高値となる．

オステオカルシン(OC)
OCは骨芽細胞で産生される非コラーゲン骨基質タンパクである．OCの高値は骨代謝回転の亢進，特に骨芽細胞機能の亢進を反映し，逆に低値は骨代謝回転の低下を示す．骨芽細胞分化の最も後期のマーカーである．

Ⅰ型プロコラーゲンNプロペプチド(PINP)，Ⅰ型プロコラーゲンCプロペプチド(PICP)
Ⅰ型コラーゲンは，まず骨芽細胞でⅠ型プロコラーゲン分子として産生された後，細胞外でN端とC端のペプチダーゼによって切断され，その内側部分が3本重合してコラーゲン線維となる．PINP，PICPは切断されたⅠ型プロコラーゲン分子のN端，C端フラグメントである．成熟して3重らせんのコラーゲンになる前のプロコラーゲン分子の分解産物であるため，その血中濃度はコラーゲン線維の生成速度を反映する．

将来の展望
通常，骨吸収と骨形成は混在するが，病態によってどちらが主体かが異なることから，両者のマーカーを選択して検査することにより，病態の鑑別ができる．

　骨粗鬆症の診療において骨代謝マーカーを測定する目的は，骨折リスクの評価，薬物選択が適切か否かの評価，治療効果の評価であり，診療に直結する検査として位置づけられる．しかし，骨代謝マーカーの測定値を単純に使用するのではなく，患者の背景や症状，合併症，禁忌薬物，過去の治療歴などを総合的に判断した後に，適切な薬物を選択すべきである．またほかの検査と同様に，測定値に影響を及ぼす患者の性別，年齢，検体採取条件，検査方法などを考慮することはもちろん大切である．

〈前川真人〉

31 甲状腺ホルモン検査

学習の目標 | 基本的な甲状腺の働き，甲状腺ホルモンや自己抗体の検査を理解し，臨床検査と疾患との関連性について理解する．

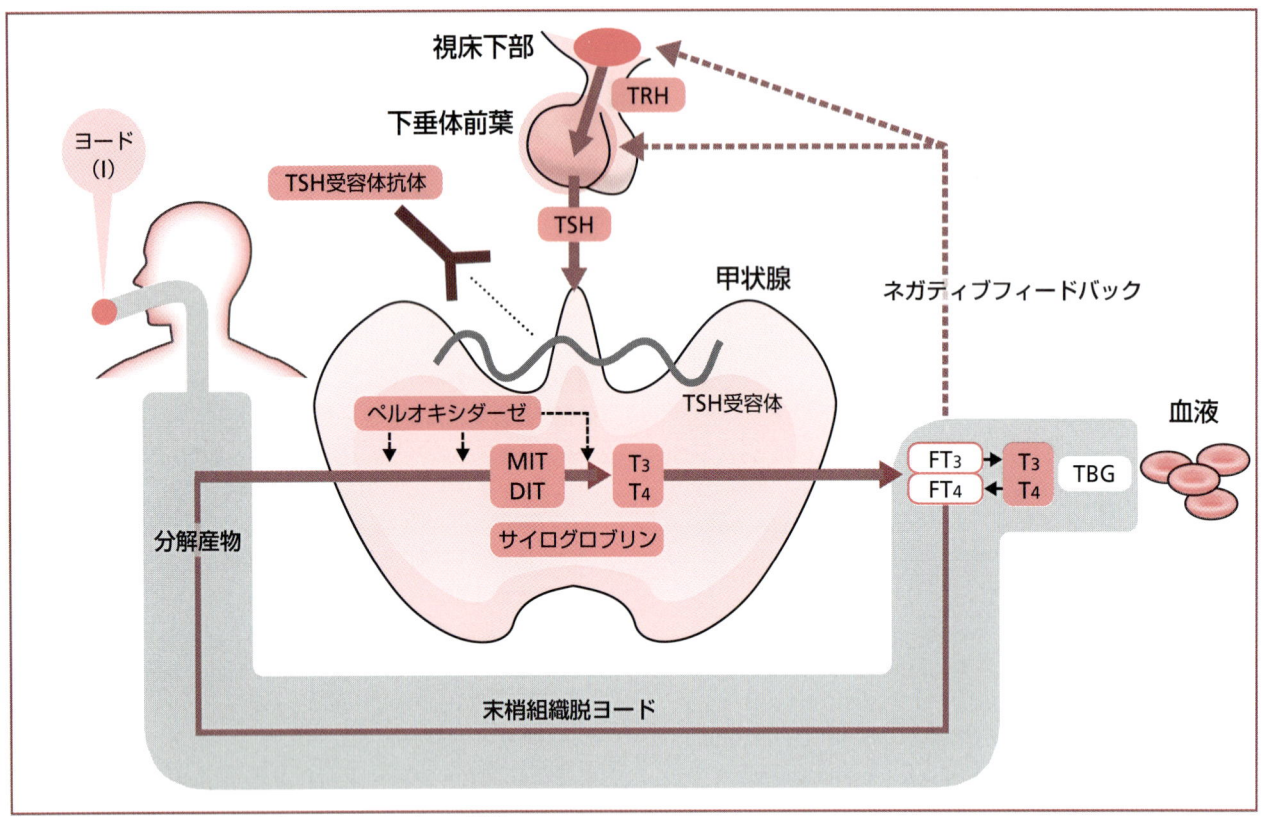

図1 甲状腺ホルモンの合成とフィードバック機構（略語は本文参照）

成人健常者における甲状腺は頸部輪状軟骨の下部に位置し，左右両葉に分かれた重さ15〜20 gの内分泌臓器である．食物中のヨードを材料にして，サイロキシン（T_4）とトリヨードサイロニン（T_3）の2種類の甲状腺ホルモンを合成し，血液中に分泌する．これらの甲状腺ホルモンは，代謝促進作用，熱産生作用および成長発育作用を有しており，特に胎児期，新生児期には，知能・精神発達にとって重要である．

甲状腺ホルモンの合成および分泌調節（図1）

血中のヨードはヨードトランスポーターによって甲状腺内に能動輸送され，サイログロブリン（thyroglobulin：Tg）に組み込まれ，モノヨードチロシン（monoiodotyrosine：MIT）やジヨードチロシン（diiodotyrosine：DIT）が作られる．MITとDITが結合してT_3が，DIT同士が結合してT_4が合成される．生体内ではT_4はプロホルモンとして存在し，T_3は生物活性を発揮する．血中のT_4およびT_3の99％以上が血漿タンパク〔サイロキシン結合グロブリン（thyroxine-binding globulin：TBG），トランスサイレチン，アルブミン〕に結合して循環する．しかし甲状腺ホルモンで作用を発揮するのはタンパクに結合していない遊離甲状腺ホルモンで，T_4の0.03％程度，T_3の0.3％程度である．

甲状腺機能の調節は視床下部-下垂体-甲状腺系によって調節されている．下垂体前葉から分泌される甲状腺刺激ホルモン（thyroid-stimulating hormone：TSH）が関与し，甲状腺のTSH受容体を介して甲状腺ホルモンの合成や分泌に作用する．TSH分泌は，視床下部由来の甲状腺刺激ホルモン放出ホルモン（thyrotropin-releasing hormone：TRH）に刺激され，逆に甲状腺ホルモンが増えることによって抑制される（ネガティブフィードバック）．

TSHおよび甲状腺ホルモン系の異常をきたす病態と検査値（図2）

①正常：恒常性が保たれている．甲状腺機能検査の核となるTSH，FT_4，FT_3がいずれも正常の状態．

②TSH，FT_4，FT_3がいずれも高値を示す場合：TSHの病的な過剰分泌の病態である．TSH産生下垂体腫瘍，甲状腺ホルモン不応症などがあるが，頻度は少ない．

③TSHが低値，FT_4とFT_3が高値を示す場合：甲状腺ホルモンが過剰な状態で，その結果フィードバック機構によって

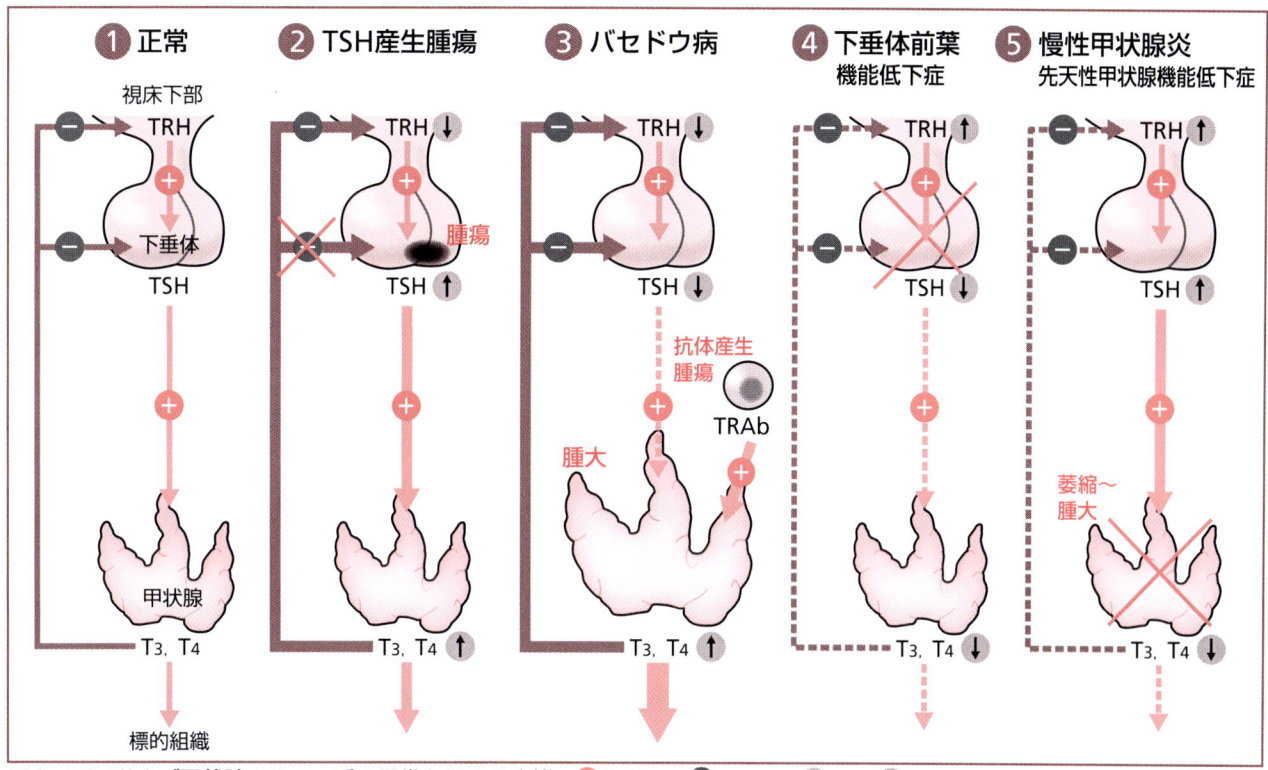

図2 TSHおよび甲状腺ホルモン系の異常を呈する病態. ⊕分泌促進，⊖分泌抑制，↑上昇，↓低下，矢印は作用の程度を示す

TSH分泌が抑制されている状態である．甲状腺刺激抗体(thyroid-stimulating antibody：TSAb)が陽性であればバセドウ(Basedow)病[グレーブス(Graves)病]を考える．これはTSH受容体に対する刺激型自己抗体によって受容体が活性化し，TSH非依存性に甲状腺ホルモンの合成，分泌が亢進するとともに，甲状腺濾胞細胞の増殖によって甲状腺腫をきたす．TSAbが陰性であれば，機能性甲状腺腫[プラマー(Plummer)病]，初期の亜急性甲状腺炎，無痛性甲状腺炎などが疑われる．

④TSH，FT_4，FT_3がいずれも低値を示す場合(②の逆)：視床下部もしくは下垂体にTSH分泌低下の原因があり，その結果として甲状腺ホルモン分泌が低下している病態である．下垂体前葉機能低下症や薬剤性などがある．

⑤TSHが高値，FT_4とFT_3が低値を示す場合：甲状腺にホルモンが少ないため，フィードバックによってTSH分泌が増強されている．慢性甲状腺炎(橋本病)がまず考えられる．抗甲状腺ペルオキシダーゼ抗体と抗サイログロブリン抗体が陽性であれば橋本病の可能性が高い．橋本病は甲状腺を標的とした自己免疫疾患であり，日本では成人女性に高頻度(30人に1人)にみられる．本症の診断は甲状腺腫の存在と自己抗体の出現もしくは甲状腺へのリンパ球浸潤に基づいてなされるが，甲状腺機能には関係ない．そのほか，先天性甲状腺機能低下症(クレチン病)などもみられる．

他の甲状腺機能検査

甲状腺刺激ホルモン(TSH)

下垂体前葉のTSH産生細胞(向甲状腺細胞)から分泌される分子量約28 kDの糖タンパクで，黄体化ホルモン(luteinizing hormone：LH)，卵胞刺激ホルモン(follicle-stimulating hormone：FSH)，ヒト絨毛性ゴナドトロピン(human chorionic gonadotropin：hCG)と共通のα鎖と，TSH固有のβ鎖とが共有結合したヘテロダイマーである．その分泌は，視床下部由来のTRHによって刺激され，甲状腺ホルモン(T_4，T_3)によって抑制される．甲状腺機能の恒常性は，TSHの甲状腺刺激作用とT_4・T_3による視床下部と下垂体へのネガティブフィードバックとのバランスによって保たれている．甲状腺機能の異常が疑われるすべての場合にFT_4，FT_3と組み合わせて測定する．

サイログロブリン(Tg)

分子量約66万の二量体の糖タンパクで，Tg分子内のチロシン残基がヨウ素化されるとカップリング反応によって甲状腺ホルモンが合成される．合成された甲状腺ホルモンは，貯蔵型として甲状腺濾胞内にコロイドとして貯えられる．Tgは甲状腺濾胞内でのみ合成されるので臓器特異性は高いが，種々の甲状腺疾患で上昇するため疾患特異性は低い．

甲状腺の自己抗体

自己免疫性甲状腺疾患は，甲状腺内のタンパク質やホルモン受容体に対する自己抗体が原因で生じるため，それを検出するために検査が行われる．バセドウ病ではTSH受容体抗体(TRAb)(刺激性抗体で，甲状腺ホルモン産生が亢進する)，橋本病では抗サイログロブリン抗体(TgAb)と抗甲状腺ペルオキシダーゼ抗体(TPOAb)が甲状腺を破壊し，徐々に機能低下症に陥る．

将来の展望

従来行われていた検査が，分子そのものやメカニズムが判明したことによって正確な検査方法に置き換わった．また，疾患の病態生理が分子生物学的に解明され，各種転写因子や受容体の分子異常が判明してきた．今後，ますます新規項目が開発され，新しい病態の解明が期待される．しかし，基本はTSHとFT_4，FT_3にあることを忘れないように．念のため．

〈前川真人〉

32 結核：ツベルクリン反応とクォンティフェロン

学習の目標 最近開発された結核感染診断法であり，従来のツベルクリン反応よりも特異度が高い結核菌特異タンパク刺激性遊離 IFN-γ 測定試験（QFT）について，その特徴，検査法および検査の適応について理解する．

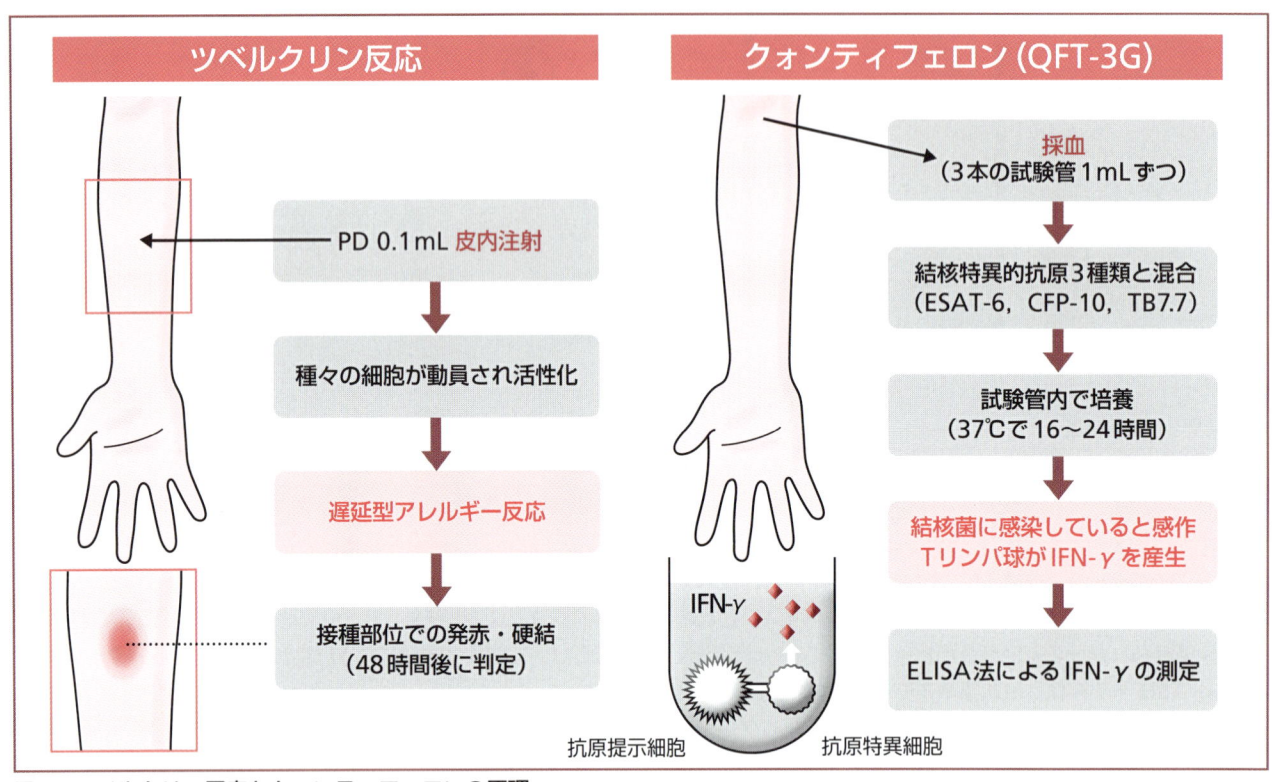

ツベルクリン反応
- PD 0.1mL 皮内注射
- 種々の細胞が動員され活性化
- 遅延型アレルギー反応
- 接種部位での発赤・硬結（48時間後に判定）

クォンティフェロン（QFT-3G）
- 採血（3本の試験管1mLずつ）
- 結核特異的抗原3種類と混合（ESAT-6, CFP-10, TB7.7）
- 試験管内で培養（37℃で16～24時間）
- 結核菌に感染していると感作Tリンパ球がIFN-γを産生
- ELISA法によるIFN-γの測定

抗原提示細胞　抗原特異細胞

図1 ツベルクリン反応とクォンティフェロンの原理

これまで結核感染診断としてツベルクリン反応検査が頻用されてきたが，結核感染の診断を既往のBCG（bacille Calmette-Guérin；カルメットゲラン桿菌）接種の影響を受けずに行うことができる新たな技術，クォンティフェロン（QFT）TB-2 Gが開発された．クォンティフェロンは日本で2005（平成17）年4月に体外診断薬として使用が承認され，次いで2006年1月には健康保険に採用された．現在は，感度を高め検査方法も簡便になったクォンティフェロン TB-3 G（ゴールド）が使用されている．

ツベルクリン反応検査（図1）
ツベルクリン反応検査（ツ反）は，結核菌に対する細胞性免疫の有無を判定する検査として重要な役割を担ってきた．反応抗原として用いられる精製タンパク質誘導物（purified protein derivative：PPD）は，結核菌の培養濾液からタンパク成分を精製して作成されるため数百の成分が混合されており，BCG既接種者の多い日本においては特異度が低い．

適 応
結核の補助診断や感染源に曝露された者に対する接触者検診として行う．クォンティフェロン（QFT）を優先するが，5歳以下の乳幼児ではツ反を優先する．

検査の手順
精製ツベルクリン 0.1 mL を前腕屈側中央部に皮内注射する．通常は一般診断用 0.5 μg 相当量/mL を使用する．陰性者に対する確認診断用はこの10倍濃度（5 μg 相当量/mL）を使用する．発赤による判定方式では48時間後，硬結による判定方式では72時間後に測定する．

判定基準
表1，2参照．

解 釈
感染後にツ反が陽転するまで一般的に3～8週間を要する．日本ではBCG接種者が多いため陽性となりやすい．感染の有無は，曝露状況や感染のリスク，症状，画像所見，BCG接種歴や他の接触者の状態などから総合的に判定する．

クォンティフェロン（QFT，図1）
クォンティフェロン（QFT）は，刺激抗原として結核菌特異的タンパク（第二世代ではESAT-6，CFP-10の2種類，第三世代ではESAT-6，CFP-10，TB7.7の3種類）を採用した体外診断法である．すなわち，採血した血液に刺激抗原を添加する．結核菌に感染していると感作Tリンパ球からインターフェロンγ（interferon-γ：IFN-γ）が産生されるので，この産生されたIFN-γ

表1 ツベルクリン反応の陽性判定基準

		喀痰塗抹陽性患者との接触歴	
		なし	あり
BCG接種歴	なし	硬結 15 mm 以上　または　発赤 30 mm 以上	硬結 5 mm 以上　または　発赤 10 mm 以上
	あり	硬結 20 mm 以上　または　発赤 40 mm 以上	硬結 15 mm 以上　または　発赤 30 mm 以上

表2 ツベルクリン反応結果の記載

ツベルクリン反応検査成績（　　月　　日注射，　　月　　日測定）
発赤　　　mm　　　　硬結　　　mm
副反応：二重発赤，リンパ管炎，水疱，出血，壊死（該当するものを○で囲む）

表3 QFT 測定結果の判定基準

測定値 M (IU/mL)	測定値 A (IU/mL)	結果	解釈
不問	0.35 以上	陽性	結核感染を疑う
0.5 以上	0.1 以上 0.35 未満	判定保留	感染リスクの度合いを考慮し，総合的に判断する
	0.1 未満	陰性	結核感染していない
0.5 未満	0.35 未満	判定不可	免疫不全などが考えられるので，判定を行わない

を免疫学的に固相酵素結合免疫測定法(enzyme-linked immunosorbent assay：ELISA)で定量することによって，結核感染を判定する．これらの刺激抗原はBCGには存在しないため，QFT は BCG 接種の影響を受けることなく，ツ反よりも正確に結核感染を診断できる．また，体外試験のためツ反のように再診の必要がなく，ブースター効果をもたないことも利点である．

適応

結核の補助診断や感染源に曝露された者に対する接触者検診として行う．検査の適応は 6～49 歳である．5 歳以下の乳幼児ではツベルクリン反応を優先する．50 歳以上では結核既感染者が多く，陽性となった場合は総合的に発症の有無を判定する．最も有効な適応は，若年者の接触者検診と考えられている．

検査の手順（QFT-3 G）

①TB 抗原採血管，陰性コントロール採血管および陽性コントロール採血管それぞれに全血を採血後，振って混合する．37℃で 16～24 時間培養する．被検者が結核菌に感染していると，感作 T リンパ球が IFN-γ を産生する．

②この全血から上清(血漿検体)を採取し，産生された IFN-γ 量を ELISA 法で測定する．

③各検体の測定値は，TB 抗原血漿と陽性コントロール血漿の IFN-γ 濃度(IU/mL)から，それぞれ陰性コントロール血漿の IFN-γ 濃度(IU/mL)を減じて求める．これらの測定値を結果の解釈に用いる．

- 測定値 A(IU/mL) = IFN-γ (TB 抗原血漿 − 陰性コントロール血漿)
- 測定値 M(IU/mL) = IFN-γ (陽性コントロール血漿 − 陰性コントロール血漿)

判定基準（表3）

0.35 IU/mL 以上を陽性とする．陽性であれば発病の有無について精査を行う．

解釈について

QFT の問題点として，過去の感染と最近の感染が区別できないことや，一部の非結核性抗酸菌感染(*Mycobacterium kansasii* など)で陽性になることがあり，検査の適応と結果の解釈には注意が必要である．

陽性かつ発病は否定されたが，治療が必要であれば潜在性結核感染症としての治療を行う．

判定保留の場合は曝露状況，感染リスクの度合い，症状，画像所見や他の接触者の状態なども考慮し総合的に判定する．

免疫抑制状態の人では，QFT が陰性であるだけでは結核菌感染を否定できない．他の臨床結果と合わせて総合的に診断する．

陰性の結果であっても潜在性結核感染の可能性が高い人，あるいは結核を発病すると重症化したり，予後不良となる恐れのある人では，治療ないし病気に関する綿密な経過観察が必要である．例えば，5 歳未満の小児，ヒト免疫不全ウイルス(human immunodeficiency virus：HIV)感染者，腫瘍壊死因子α(tumor necrosis factor-α：TNF-α)拮抗薬治療の対象者など．

サイドメモ

2007(平成 19)年に結核予防法が廃止されて感染症法に統合された際，結核感染・未発病状態を潜在性結核感染症とよぶことになった．これは今まで接触者に対して"化学予防"として行ってきた抗結核薬内服を，"予防"ではなく"結核治療"として積極的に行っていくためである．QFT を用いて潜在性結核感染症患者を確実に選択し，早期の治療を行うことが結核対策にとって重要である．

日本における 2008(平成 20)年度の新登録結核患者数は 24,760 人(対前年比 551 人減少)，罹患率(人口 10 万人対)は 19.4 人(対前年比 0.4 人減少)と減少傾向にあるが，世界的にみると日本は依然として結核まん延国である．

結核は決して過去の病気ではない．

重要ポイント

結核菌特異抗原でリンパ球を刺激して産生される IFN-γ 量を測定する方法を，IGRA(interferon-gamma release assay)といい，日本では QFT が認可されている．結核菌に対する抗原特異的な細胞性免疫反応を観察しており，ツ反と比較して特異度が格段に向上した．

将来の展望

ESAT-6/CFP-10/TB7.7 に代わる結核特異抗原の開発や，QFT 上清中の IFN-γ 以外のマーカーの測定が研究されている．感染の診断，感染と発病の鑑別における感度，特異度の向上が期待される．

（前川真人）

33 特異的腫瘍マーカー

学習の目標 予後の判断，治療法の選択と治療効果，再発の早期発見など目的に応じて適切な腫瘍マーカーの選択ができる．

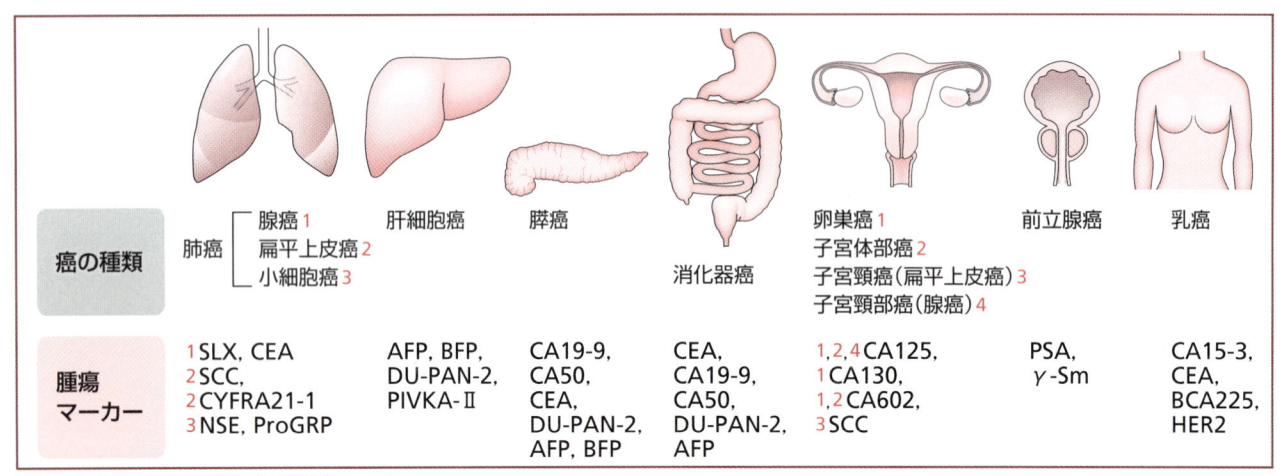

癌の種類	肺癌	肝細胞癌	膵癌	消化器癌	卵巣癌 1 子宮体部癌 2 子宮頸癌（扁平上皮癌）3 子宮頸部癌（腺癌）4	前立腺癌	乳癌
	1 腺癌 2 扁平上皮癌 3 小細胞癌						
腫瘍マーカー	1 SLX, CEA 2 SCC, CYFRA21-1 3 NSE, ProGRP	AFP, BFP, DU-PAN-2, PIVKA-Ⅱ	CA19-9, CA50, CEA, DU-PAN-2, AFP, BFP	CEA, CA19-9, CA50, DU-PAN-2, AFP	1,2,4 CA125, 1 CA130, 1,2 CA602, 3 SCC	PSA, γ-Sm	CA15-3, CEA, BCA225, HER2

図1　癌腫と高値を示す主な腫瘍マーカー

腫瘍マーカーとは，腫瘍細胞で特異的に産生される物質〔αフェトプロテイン（alpha-fetoprotein：AFP），癌胎児抗原（carcinoembryonic antigen：CEA）などのように正常細胞ではほとんど産生されないもの〕，正常細胞でも産生されるが腫瘍による過剰産生や組織の破壊によって高値となる物質〔ホルモン，フェリチン，前立腺特異抗原（prostate-specific antigen：PSA）など〕である．臨床的には悪性腫瘍の補助診断，病期の判定，治療効果の判定，経過観察や予後の指標に用いられる．

　悪性腫瘍で必ず検出され，正常ないし良性疾患では検出されない物質が理想的であるが，そのようなものは現在のところ見出されていない．また感度，特異度において十分満足できるものはない．複数の腫瘍マーカーの組合せで感度を上げられるが，抗原性が類似したマーカーの組合せは避ける必要がある．

腫瘍マーカーの分類（表1）

胎児期に存在し，腫瘍細胞で産生される胎児性タンパク，モノクローナル抗体で検出される糖鎖抗原，過剰産生されるホルモン，酵素アイソザイム，癌関連遺伝子の産物などに分類される．

主な腫瘍マーカーと陽性となる悪性腫瘍（図1，表2）

αフェトプロテイン（AFP），PIVKA-Ⅱ

AFPは胎児の肝臓および卵黄嚢で産生される糖タンパクで，肝細胞癌，卵黄嚢腫瘍の診断，モニタリングに用いられる．慢性肝炎や肝硬変における肝細胞癌発生のスクリーニング検査として定期的に行うことが推奨される．

　PIVKA-Ⅱ（protein induced by vitamin K absence-Ⅱ）は凝固活性をもたないプロトロンビン前駆物質であり，肝細胞癌で増加する．AFPに比べて感度は低く，特異性は高いので，AFPと組み合わせることで診断確率は向上する．PIVKA-Ⅱはワルファリン服用中やビタミンK欠乏症でも増加する．

表1　成分による腫瘍マーカーの分類

成分	腫瘍マーカー
胎児性抗原	AFP, CEA, BFP, SCC, γ-Sm
糖鎖抗原：Ⅰ型糖鎖	CA19-9, Span-1, CA50, DU-PAN-2 SLX, CSLEX, KM93
Ⅱ型糖鎖	STN, CA72-4, CA54/61
母核糖鎖	CA125, CA130, CA602
コア蛋白	
ホルモン	ACTH, FSH, PRL, ADH
酵素アイソザイム	ALP, γ-GT, ACP(PAP), NSE
細胞骨格サイトケラチン	CYFRA21-1, TPA
癌関連遺伝子：癌遺伝子 　　　　　　：癌抑制遺伝子	myc, ras, erb-B, fos p53
その他	フェリチン，ベンスジョーンズタンパク，sIL-2R, HER2

基準値：●AFP：0.5～10 ng/mL　●AFP-L3（AFPに結合している糖鎖によってAFP-L1, L2, L3の3分画に分けられ，そのうちAFP-L3は肝細胞癌に特異性が高い）：10％未満　●PIVKA-Ⅱ　0～28 mAU/mL．肝細胞癌や卵黄嚢腫瘍ではAFPは100 ng/mL以上の高値となることが多く，カットオフ値をAFP 100 ng/mL, PIVKA-Ⅱ 40 mAU/mLと設定して組み合わせると，肝細胞癌診断の感度，特異度が良好である．なお，AFPは妊娠32週頃に200～400 ng/mLへと上昇し，分娩後急速に低下する．

癌胎児抗原（CEA）

主に消化器癌のマーカーとして広く用いられている．早期癌では陽性率は低い．消化器癌以外でも多くの癌や良性疾患で上昇するので癌のスクリーニング検査としては推奨されない．

基準値：5 ng/mL．加齢とともに上昇傾向を示し，喫煙者でも上昇するが，2.5～5 ng/mLの境界領域にとどまり，10 ng/mLを超えることはほとんどない．腺癌で高値を示すので他の腺癌

表2 主な腫瘍マーカーと陽性を示す疾患，病態

腫瘍マーカー	悪性腫瘍	良性疾患
αフェトプロテイン（AFP）	肝細胞癌，胃癌，膵癌，胆嚢・胆管癌，大腸癌，肺癌，腎癌 小児腫瘍：卵黄嚢腫瘍，肝芽腫，神経芽腫	肝硬変，慢性肝炎，急性肝炎，劇症肝炎，先天性胆道閉鎖症，ヘモクロマトーシス，妊娠
PIVKA-II	肝細胞癌，転移性肝癌	肝硬変，慢性肝炎，急性肝炎，閉塞性黄疸
癌胎児性抗原（CEA）	大腸癌，転移性肝癌，膵癌，肺癌，胆道系癌，胃癌，子宮癌，乳癌，甲状腺癌，泌尿器系癌，卵巣癌，腹膜偽粘液腫	肝硬変，慢性肝炎，閉塞性黄疸，慢性胃炎，潰瘍性大腸炎，クローン病，慢性気管支炎，喫煙
CA19-9	膵癌，胆道系癌，大腸癌，胃癌，肝細胞癌	膵炎，膵嚢胞，胆嚢炎，胆石症，肝炎，肝硬変
CA50	膵癌，胆道系癌，消化器系癌，肝癌，肺癌，卵巣癌	良性肝胆道疾患，婦人科疾患，妊娠，若年女性，慢性呼吸器疾患
DU-PAN-2	膵癌，胆道系癌，肝細胞癌，胃癌，大腸癌	肝硬変，肝炎，胆石症，良性膵疾患
CA125	卵巣癌，子宮癌，膵癌，胆道系癌，肝細胞癌，胃癌，肺癌，癌腹膜転移	子宮内膜症，良性卵巣腫瘍，子宮筋腫，妊娠初期，月経期，産褥期，炎症性疾患
CA130	卵巣癌，肺癌，肝細胞癌，膵癌，胆道系癌，子宮体癌	卵巣良性疾患，子宮内膜症
CA15-3	乳癌（特に転移で高値），卵巣癌，子宮癌，膵癌，肺癌	肝硬変
シアリルSSEA-1（SLX）	肺癌（特に腺癌），卵巣癌，子宮癌，膵癌，胃癌，大腸癌	良性肺疾患
神経特異エノラーゼ（NSE）	肺癌（特に燕麦細胞癌），神経芽細胞腫，乳癌，卵巣癌，消化器系癌，脳腫瘍，甲状腺髄様癌，インスリノーマ，褐色細胞腫	中枢神経系の炎症，血管障害
SCC	子宮頸癌，皮膚癌，肺癌（特に扁平上皮癌），食道癌	良性肺疾患，喫煙
前立腺特異抗原（PSA）	前立腺癌	前立腺肥大症
γセミノプロテイン（γ-Sm）	前立腺癌	前立腺肥大症
可溶性インターロイキン2受容体（sIL-2R）	成人T細胞白血病，悪性リンパ腫，急性リンパ性白血病	SLE，関節リウマチ，ベーチェット病，川崎病，AIDS

マーカーのCA19-9，CA125，CA15-3などと原発臓器に合わせて組み合わせると陽性率が高まる．肝細胞癌では一般に低値であり，高値となる転移性肝癌や胆管癌との鑑別に役立つ．

CA19-9
糖鎖抗原で，正常胎児および成人の唾液腺，胆管系・膵管系上皮組織に微量に存在し，膵・胆道系癌，消化器系癌など多くの癌で産生される．

基準値：7～25 U/mL．37～100 U/mLは境界領域で，100 U/mLを超えた場合には悪性の可能性が高い．ルイス血液型の影響を受け，ルイスA陰性者：Le^{a-b-}（日本人の約10%）ではCA19-9の産生がなく癌があっても陽性にはならない．消化器系癌で有用性が高く，特に膵癌では陽性率約90%で著しい高値を示す．ルイスA陰性者ではCA19-9の代わりにCA50，SPAN-1，DU-PAN-2のいずれかが利用できる．

CA125
糖タンパクで，卵巣癌の腫瘍マーカーとして広く用いられている．卵巣機能と密接に関連し，月経期，妊娠初期には高値で，閉経後は低下する．類似の抗原にCA130，CA602がある．

基準値：カットオフ値35 U/mL．卵巣癌では陽性率が70～90%と高く，子宮頸部腺癌では約50%，子宮体癌では30～40%の陽性率である．

CA15-3とその他の乳癌マーカー
CA15-3は糖鎖抗原で，乳癌に特異性が高く，第一選択の乳癌腫瘍マーカーとして推奨されている．BCA225は糖タンパクで，CA15-3とほぼ同等の感度がある．ヒト乳癌患者の15～25%でHER2遺伝子の増幅とHER2タンパクの過剰発現が認められ，予後不良因子の1つであり，HER2タンパク陽性乳癌の術後の再発マーカーとして有用といわれている．

基準値：●CA15-3：27 U/mL以下 ●BCA225：160 U/mL以下 ●HER2：6.5 mg/mL以下

肺癌の腫瘍マーカー
よく用いられる腫瘍マーカーとして，腺癌ではCEA，SLX（シリアルSSEA-1）が，扁平上皮癌ではSCC，CYFRA21-1が，小細胞癌ではNSE，ProGRPがある．

前立腺腫瘍マーカー
前立腺特異抗原（PSA）は前立腺癌で高値となり，スクリーニング，診断，治療効果判定，経過観察に有用性が高い．低値ゾーンでは前立腺肥大との鑑別が困難であるので，PSA-ACT複合体やFree-PSA/Total-PSA（% PSA）が鑑別に用いられる．

基準値：4.0 ng/mL以下（年齢階層別の基準値を採用する施設もある）．生検による前立腺癌陽性率はPSAが4.0 ng/mL以下で15～20%，4.0～10.0 ng/mLで25～30%，10.0 ng/mL以上で50～80%と，PSAが高値になるほど陽性率は高まる．PSA-ACT複合体の基準値は1.1 ng/mL以下．% PSAは前立腺肥大症で高く，前立腺癌で低値（カットオフ値20%）となる．

> **サイドメモ**
> **トラスツマブ**：HER2の過剰発現が確認された転移性乳癌や手術後の補助化学療法に，HER2受容体を標的とするヒト化モノクローナル抗体トラスツマブ（ハーセプチン®）が用いられているが，しかし血清HER2の増加のみを根拠とした使用は保険上認められていない．
> **p53**：新しい腫瘍マーカーとして血清p53抗体検査が食道癌，大腸癌，乳癌に保険上認められている．

> **重要ポイント**
> 腫瘍マーカーは画像診断や組織診断で悪性腫瘍が確定診断ないしは強く疑われる症例に有用．早期診断の手段としては期待できない．

将来の展望
癌関連遺伝子とその遺伝子産物が，治療法の選択や予後を予測する有用な腫瘍マーカーとして臨床への応用が期待される．

（新倉春男）

34 非特異的腫瘍マーカー

学習の目標　臓器特異性はないので，他の腫瘍マーカーや臨床検査との適切な組み合わせについて習熟する．

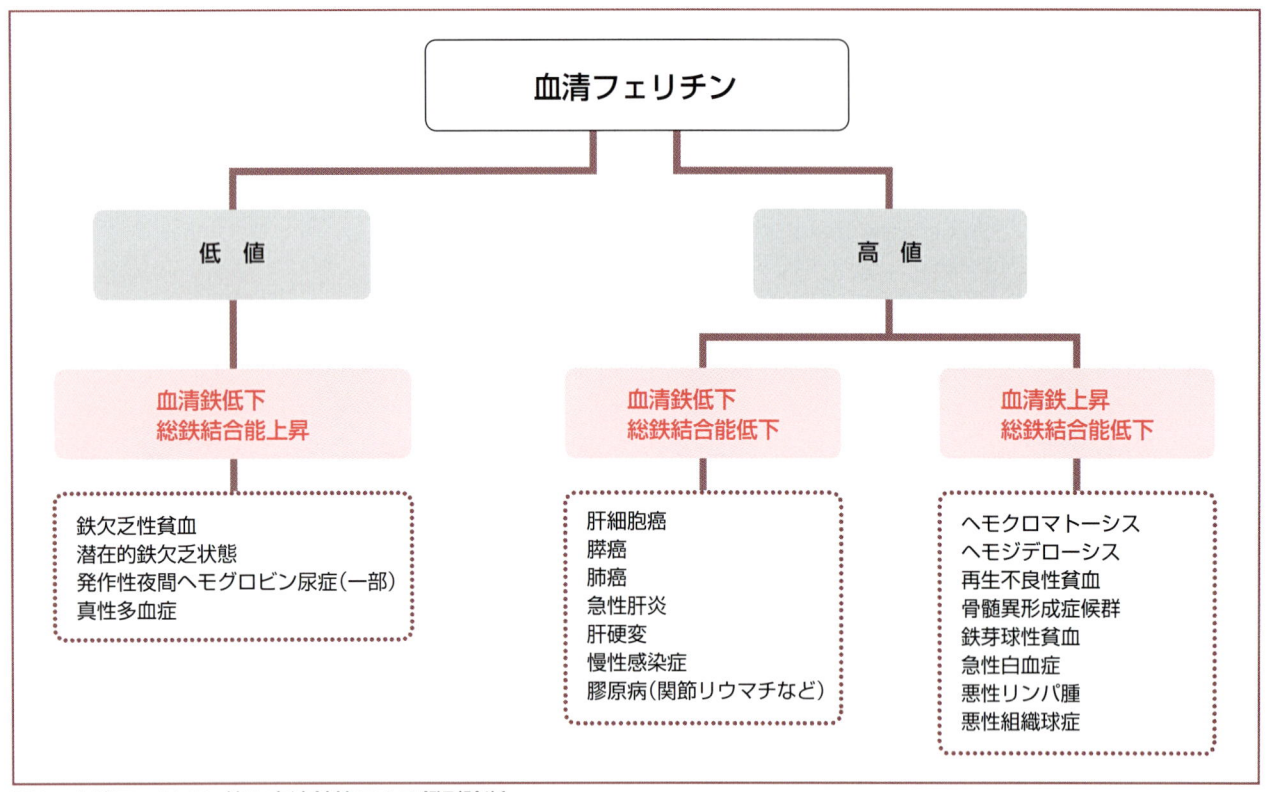

```
                        血清フェリチン
                    ┌─────────┴─────────┐
                   低値                 高値
                    │           ┌────────┴────────┐
              血清鉄低下       血清鉄低下         血清鉄上昇
              総鉄結合能上昇   総鉄結合能低下     総鉄結合能低下
                    │                │                │
              鉄欠乏性貧血      肝細胞癌         ヘモクロマトーシス
              潜在的鉄欠乏状態   膵癌            ヘモジデローシス
              発作性夜間ヘモ    肺癌             再生不良性貧血
              グロビン尿症(一部) 急性肝炎         骨髄異形成症候群
              真性多血症       肝硬変            鉄芽球性貧血
                              慢性感染症        急性白血病
                              膠原病(関節リウマチなど) 悪性リンパ腫
                                              悪性組織球症
```

図1　血清フェリチン値と血清鉄値による鑑別診断

非特異的腫瘍マーカーは特定の悪性腫瘍との関連性は少ないが，細胞増殖や病気の進行に伴って増加するので，悪性腫瘍の存在や病気の進展程度を知る手がかりとなるスクリーニング検査として意味のある検査である．33章で述べた特異的腫瘍マーカーやその他の臨床検査と組み合わせることによって有用性が高まる．主なものとしてフェリチン，β_2 ミクログロブリン，組織ポリペプチド抗原 (tissue polypeptide antigen: TPA)，免疫抑制性タンパク (immunosuppressive acidic protein: IAP)，ポリアミン，塩基性フェトプロテイン (basic fetoprotein: BFP) などがある．

フェリチン

フェリチンが低値の場合には貯蔵鉄の欠乏を反映するが，高値の場合には，鉄過剰のほかに組織や細胞の障害，崩壊を示す指標となり，特に腫瘍マーカーとしての意義をもつ（16章のフェリチン参照）（図1）．

悪性腫瘍と血清フェリチンとの関係を**表1**に示す．悪性腫瘍では 200 ng/mL 以上の高値を示すものが広く認められ，しかも著明に増加する例が多い．時には 10,000 ng/mL を超える症例が，特に悪性組織球症あるいは悪性腫瘍に伴う血球貪食症候群（hemophagocytic syndrome: HPS）でみられる．ウイルス感染など非腫瘍性疾患に伴う HPS では著明な高値がみられる．造血器腫瘍，肝癌，膵癌，肺癌では陽性率が高く，著明な高値を示すが，胃癌，大腸癌では陽性率は低い．肝転移があると高値となる．非腫瘍性疾患では，急性肝炎，急性膵炎，肺炎，肺梗塞，心筋梗塞などで高値となる．

β_2 ミクログロブリン (β_2M)

分子量 11,800 の血漿タンパクで，クラスI HLA (A, B, C) のL鎖（軽鎖）分子として赤血球以外の膜表面に分布している．糸球体濾過値の低下に伴って増加し，尿中 β_2M は尿細管再吸収障害で著明に増加する．腎障害以外ではリンパ増殖性疾患（悪性リンパ腫，骨髄腫など），肝細胞癌，胃癌，大腸癌，骨髄増殖性腫瘍など種々の腫瘍性疾患，自己免疫疾患，後天性免疫不全症候群 (acquired immunodeficiency syndrome: AIDS)，臓器移植拒絶反応などで増加する（**表2**）．骨髄腫において 6 μg/mL 以上の増加は予後不良の指標となる．

基準範囲
- 血清：0.5〜2.0 μg/mL
- 尿：0.03〜0.15 μg/24 時間

表1 血清フェリチン値と悪性腫瘍

≦200 ng/mL	201〜500 ng/mL	≧501 ng/mL
急性骨髄性白血病寛解期(12.5) 胃癌(8.3) 大腸癌(0)	悪性リンパ腫(33.3) 睾丸腫瘍(除セミノーマ)(50) 胃癌肝転移(87.5) 腎癌(42.8) 骨髄腫(50) セミノーマ(50) 急性リンパ性白血病(50) 子宮癌(33.3) 前立腺癌(33.3)	急性骨髄性白血病(95.5) 肺(59.6) 卵巣癌(50) 肝細胞癌(73.0) 膵癌(64.0) 慢性骨髄性白血病急性転化(80.0) 大腸癌肝転移(50) 悪性組織球症(90以上)

( )：>200 ng/mL の陽性率(%)
(新津洋司郎ほか：Isoferritin．腫瘍マーカー：生化学的・免疫学的研究と臨床応用．漆崎一朗ほか編，医学書院，1985，著者改変)

組織ポリペプチド抗原（TPA）

種々の癌細胞の細胞膜や細胞質内小胞体に認められる抗原で，各種の癌，造血器腫瘍で増加する．病期の進行，癌の転移によって著しく増加するので，経過観察の指標として有用である．非腫瘍性疾患では急性肝炎，急性膵炎，胆道系感染症，肺炎，尿路感染症，多飲酒などでも増加する．
基準範囲：70 U/L 未満

免疫抑制性タンパク（IAP）

癌患者血清中に見出された分子量約50,000の糖タンパクでマクロファージと肝臓が主要産生部位である．癌患者ではマクロファージにおいて産生亢進があると考えられており，免疫能低下にかかわる免疫抑制因子の1つである．病期の進行に伴い著明に増加する．種々の癌，白血病，悪性リンパ腫で増加するほか，亜急性甲状腺炎，関節リウマチ，膵炎，化膿性疾患などで増加がみられる．
基準範囲：500 μg/mL 未満

ポリアミン

ポリアミンは細菌，動・植物界に広く存在する非タンパク性窒素化合物で，スペルミジン，スペルミン，プトレッシン，カダベリンなどが含まれている．腫瘍組織のような核酸およびタンパク合成が盛んな組織で濃度が高い．
　血清ポリアミンは極めて微量であり，通常，尿中ポリアミンが測定され，1日排泄量あるいはクレアチニン(g)あたりの排泄量として表示される．
基準範囲：尿―45 g クレアチニン未満
　種々の癌，肉腫，急性白血病などの造血器腫瘍で増加する．急速な進展を示すものほど高値となる．慢性骨髄性白血病では急性転化時に増加する．非腫瘍性疾患の乾癬，嚢胞性線維症，膠原病，急性肝炎回復期，再生肝，創傷治癒期などで増加する．

表2 血清β_2ミクログロブリン(β_2M)増加を示す疾患，病態

腎疾患，腎障害
自己免疫疾患 　全身性エリテマトーデス(SLE)，シェーグレン(Sjögren)症候群，関節リウマチ，自己免疫性溶血性貧血
感染症，免疫異常症 　後天性免疫不全症候群(AIDS)，ヒトT細胞白血病ウイルス(HTLV)関連脊髄症(HAM)，サルコイドーシス，伝染性単核球症
悪性腫瘍 　骨髄腫，悪性リンパ腫，慢性リンパ性白血病，肝細胞癌，胃癌，大腸癌，骨髄増殖性疾患
臓器移植の拒絶反応

塩基性フェトプロテイン（BFP）

BFPはヒト胎児の血清，腸および脳組織抽出液を用いて同定される胎児性タンパクであり，健常者の血清にはほとんど検出されない．肝胆道系癌，膵癌，腎癌，卵巣癌，子宮癌，前立腺癌，精巣癌など種々の癌で増加する．尿BFPは膀胱癌や尿管癌で増加する．非腫瘍性疾患の肝炎，肝硬変，胆石症，前立腺肥大，子宮筋腫など多くの疾患で陽性となる．尿中BFPは膀胱炎や前立腺肥大でも陽性となる．

基準範囲
- 血清：75 ng/mL 未満
- 尿：10 ng/mL 未満

サイドメモ
- IAPは2008(平成20)年度の改定により保険収載から削除されている．
- 骨転移マーカーとしてⅠ型コラーゲンテロペプチド(ⅠCTP)が乳癌，肺癌，前立腺癌と診断された患者において骨転移の診断目的で測定されている．

(新倉春男)

35 尿比重

学習の目標 | 尿比重測定，尿浸透圧の臨床的意義を理解し，高比重尿，低比重尿をきたす疾患を列挙できる．

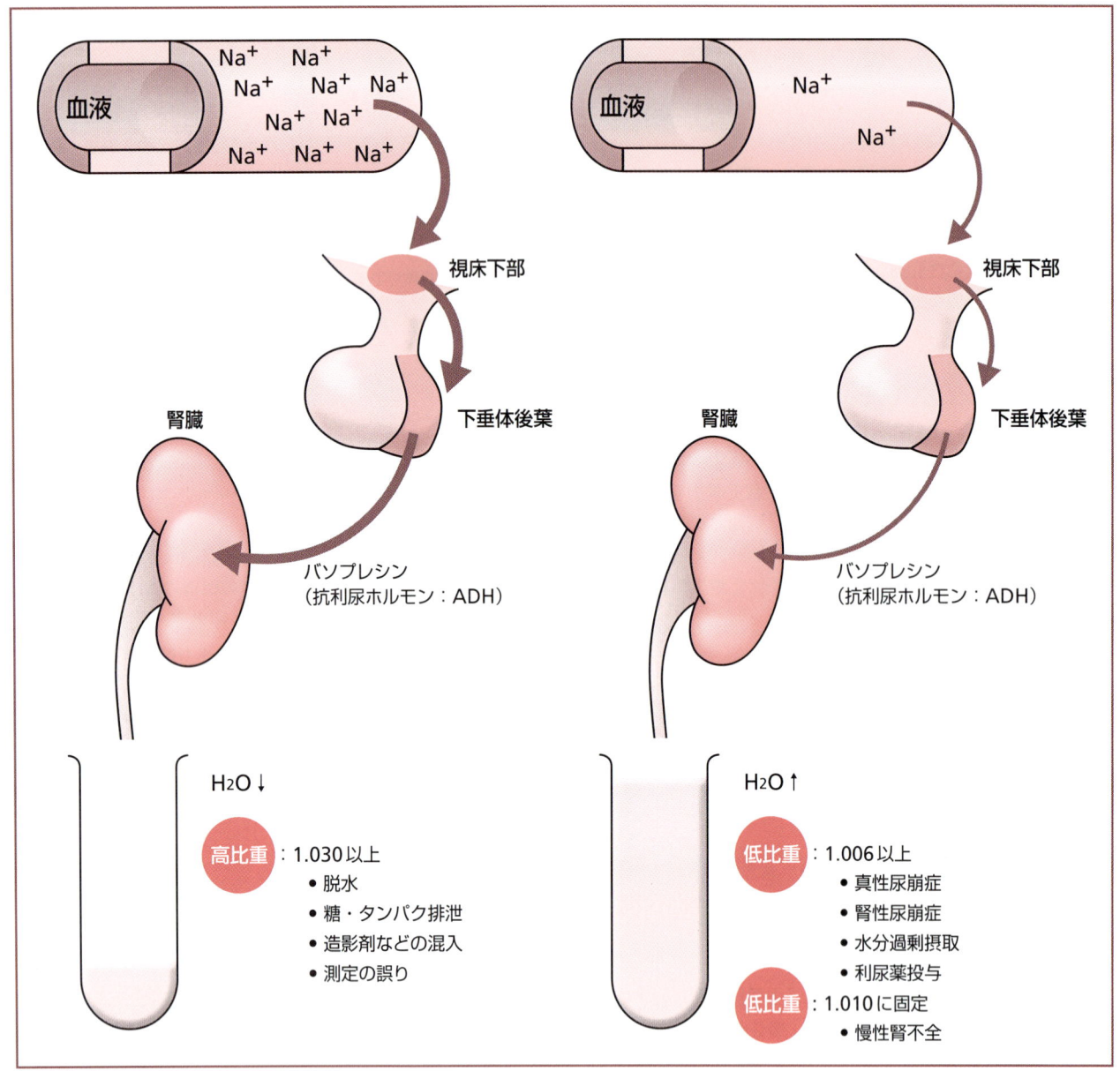

図1 尿比重の調節

左側（高比重）:
- H₂O ↓
- **高比重**: 1.030以上
  - 脱水
  - 糖・タンパク排泄
  - 造影剤などの混入
  - 測定の誤り

右側（低比重）:
- H₂O ↑
- **低比重**: 1.006以上
  - 真性尿崩症
  - 腎性尿崩症
  - 水分過剰摂取
  - 利尿薬投与
- **低比重**: 1.010に固定
  - 慢性腎不全

経路: 血液（Na⁺） → 視床下部 → 下垂体後葉 → バソプレシン（抗利尿ホルモン：ADH） → 腎臓

尿比重は尿中の尿素やナトリウムイオン(Na^+)，カリウムイオン(K^+)などの電解質の濃度によって規定され，主にタンパクや糖の病的な増加によって変動する．尿比重は尿浸透圧とともに，尿濃縮の程度を知る目的で測定される．尿比重の測定には，尿比重計（浮秤法）を用いる方法と尿屈折計を用いる比重測定法がある．また試験紙法による尿比重の測定は，Na^+などの尿中陽イオンを測定する方法である．尿浸透圧は浸透圧計によって測定される．

基準範囲は，尿比重では1.005～1.030，尿浸透圧では200～800 mOsm/kgH₂Oである．尿比重は水分摂取の多少によって大きく影響を受けるので，1回尿の結果で病的状態かどうかを判断するのは難しいが，明らかな異常がある場合には意義がある．

1回尿が1.025以上の高比重の場合は，尿濃縮能が正常であると判断する．また，1.030以上と著しい高値である場合には脱水症，タンパク質や糖などの混入，あるいは測定の誤りなどが

考えられる．

逆に 1.006 以下の著しい低比重尿の場合には，水分の過剰摂取，利尿薬の投与，真性尿崩症，腎性尿崩症などが考えられ，1.010 前後の低比重に固定している場合は，腎不全状態が考えられる．

尿濃縮の機序

腎臓への血流量はおおよそ 1,200 mL/分であり，糸球体では 1 分間に 120 mL の濾液が得られ，その比重は約 1.010（浸透圧は約 285 mOsm/kg）である．この糸球体濾液はまず近位尿細管で水と Na が再吸収され，続いてヘンレ（Henle）係蹄，遠位尿細管および集合管で抗利尿ホルモン（antidiuretic hormone：ADH）の作用を受け，選択的に水が再吸収されて尿の濃縮が起こる．したがって，尿の濃縮能には，濾液の高浸透圧性，下垂体後葉からの ADH の分泌，集合管での ADH 感受性が関係する．

抗利尿ホルモン（ADH）の分泌

細胞内の浸透圧と細胞外液の浸透圧の差を視床下部の細胞が感知することにより，下垂体後葉からの ADH 分泌が調節される．すなわち，浸透圧が高くなると ADH の分泌が促進され，逆に浸透圧が低くなると抑制される（図 1）．

尿比重測定

尿比重の測定は容易であり，尿濃縮の程度を知るために日常的に用いられるが，尿中に多量の糖やタンパクが含まれていたり，造影剤が排泄されている（混入している）場合には高比重となり，濃縮能を反映しないことがあるので，解釈するときには注意が必要である．尿浸透圧は NaCl や尿素の分子数によるため，より尿濃縮能を反映し，尿比重と同時に測定することで尿濃縮能をより正確に判定できる．

健常者の 24 時間尿の比重は 1.015 前後であるが，1 日の尿比重は水分摂取の多少により，健常者でも 1.005～1.030 と大きく変動する．

低比重尿を呈する病態

腎不全では尿希釈能および尿濃縮能とも低下し，1 日の尿比重の変動幅が小さくなり，次第に血漿の比重と等しい 1.010 に固定してくる．このほか，低カリウム血症，高カルシウム血症，副腎不全でも同様な値になる．ADH の分泌不全による真性尿崩症では，尿比重が 1.001 くらいまで低下することがある．また心因性多飲，腎不全の多尿期，腎性尿崩症，薬物のアムホテリシン B，コルヒチン，リチウムなどの投与によっても低下がみられることがある．

高比重尿を呈する病態

下痢，嘔吐，熱性疾患などによる脱水，あるいは糖尿病などで尿比重は 1.030 以上と高くなることがあるが，1.035 を超えることはない．尿比重が 1.035 以上の場合には，造影剤や血漿増量剤の混入が疑われる．

尿浸透圧

尿浸透圧は，尿比重とともに腎臓の希釈・濃縮能を知るための検査で，尿中に排泄される溶質の量に依存している．しかし，尿浸透圧は溶質の分子数だけに影響されるのに対して，尿比重は分子数だけではなくその性状にも影響を受ける点が異なる．したがって，尿浸透圧は尿比重とほぼ正の相関を示すが，造影剤のような高分子の物質が混入した場合，尿比重は大きく影響されるが，尿浸透圧はあまり影響を受けない．

尿浸透圧は，氷点降下度測定法による浸透圧計で測定され，健常者では通常 500～800 mOsm/kg の間にあるが，時に 50～1,300 mOsm/kg まで変動する．

> **サイドメモ**
>
> フィッシュバーグ（Fishberg）尿濃縮試験：水分の摂取を制限した状態で尿比重あるいは尿浸透圧を測定し，尿の濃縮能をみる検査である．検査前日，午後 6 時に夕食として乾燥食を摂取後，飲食を禁止し，翌朝 6 時から 1 時間おきに 3 回採尿し，3 検体について尿比重と尿浸透圧を測定する．3 回のうち 1 回でも比重が 1.025 以上，浸透圧が 850 mOsm/kg 以上であれば尿濃縮能は正常と判断する．フィッシュバーグ尿濃縮試験の低下は遠位尿細管の再吸収能の低下を意味し，ファンコニ（Fanconi）症候群，慢性腎盂腎炎，間質性腎炎，低カリウム血症，高カルシウム血症などでみられる．

（松野一彦）

36 尿タンパク

学習の目標 尿タンパク出現の病的意義を理解し，タンパク尿の病態を他の検査所見と合わせて解明できる．

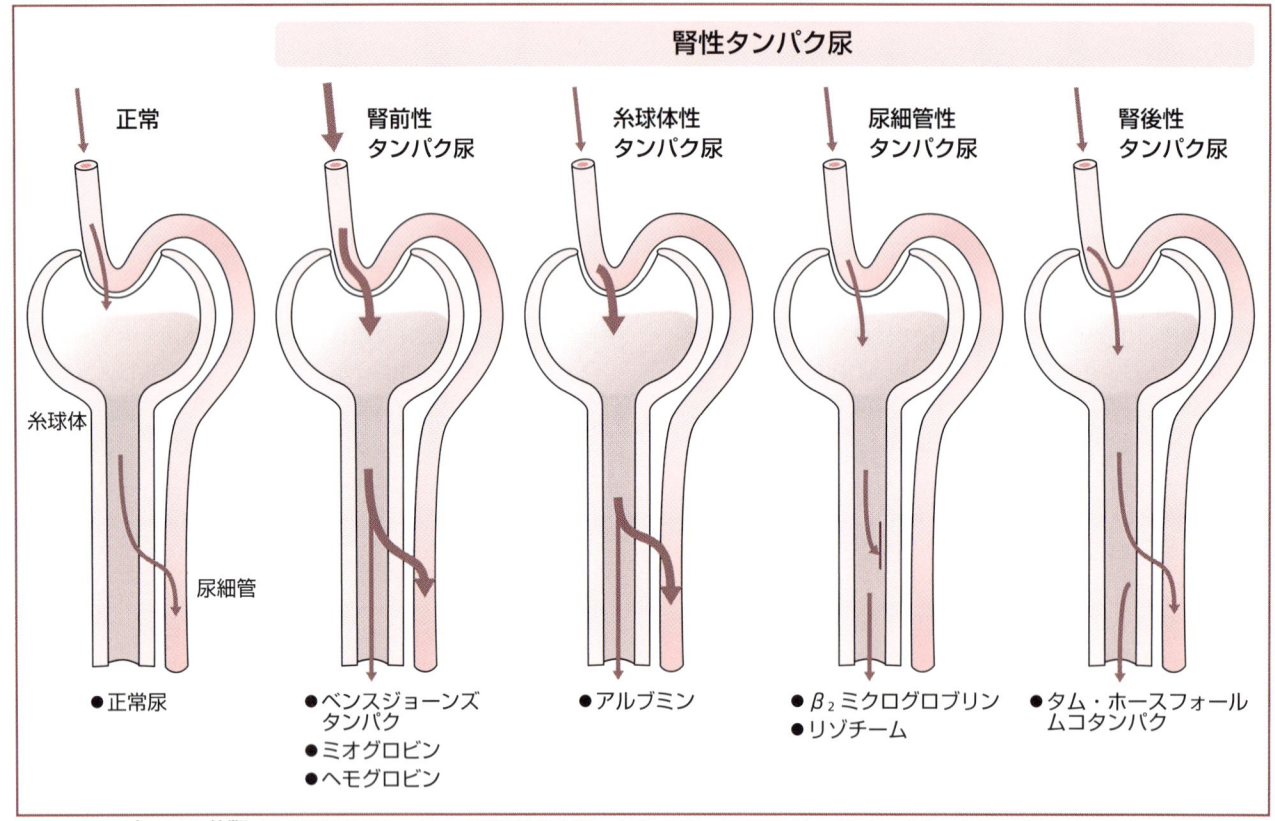

図1 タンパク尿の分類（太田英彦ほか訳：カラー図解臨床生化学．メディカル・サイエンス・インターナショナル，1998より改変）

健常者でも尿中に一定濃度以下のタンパク（1日あたり50〜150 mg）が排泄されている．病的タンパク尿とは，1日に150 mg以上のタンパクを尿中へ排泄する場合で，1日の尿量が正常と仮定すると，30 mg/dL以上のタンパクが排泄された場合に病的タンパク尿とする．

最近，慢性腎臓病（chronic kidney disease：CKD）とよばれる疾患概念が普及しており，その診断基準の1つにタンパク尿の存在が取り上げられていることから，タンパク尿の診断が以前よりも重要になっている．尿タンパクの定性検査としては，簡便な試験紙法が広く用いられている．この試験紙法はアルブミンに対して感受性は高いが，ベンスジョーンズ（Bence Jones）タンパクなどは検出できないので，このタンパクの検出にはスルホサリチル酸法を併用する必要がある．

高熱や激しい運動後などに尿タンパクは増加するが，これはいわゆる生理的タンパク尿とよばれており，起立性タンパク尿などの体位性タンパク尿とともに，病的意義の少ない**良性タンパク尿**とされる．

病的タンパク尿の原因は3つに分類される．血清中に低分子タンパクが異常に増加したためタンパク尿を認める腎前性タンパク尿，腎臓に問題があってタンパク尿を認める腎性タンパク尿，尿路でタンパクが分泌されてタンパク尿を認める腎後性タンパク尿である．腎性タンパク尿はさらに，糸球体に病変がある糸球体性タンパク尿と，尿細管の再吸収に異常がある尿細管性タンパク尿とに分けられる．

タンパク尿の病態（図1）
腎前性タンパク尿

多発性骨髄腫で血液中に増加するベンスジョーンズタンパクや，圧挫（挫滅）症候群などにおける横紋筋融解症で筋肉から大量に遊離したミオグロビン，および血管内溶血で赤血球から遊離したヘモグロビンなどの低分子タンパクが血液中に増加すると，糸球体でそのまま濾過され，尿細管の再吸収能を上回れば尿タンパクとして出現し，これを腎前性タンパク尿とよぶ．

腎性タンパク尿

腎性タンパク尿は，糸球体の障害によってタンパク透過性が亢進し，アルブミンを主体とした血漿タンパクが糸球体を通過する**糸球体性タンパク尿**と，濾過されたタンパクが尿細管機能障害のために再吸収されずに尿中に出現する**尿細管性タンパク尿**

とに分類される．

糸球体性タンパク尿をきたす疾患には，急性糸球体性腎炎，慢性糸球体性腎炎，ネフローゼ症候群，糖尿病性腎症，全身性エリテマトーデス(systemic lupus erythematosus：SLE)，アミロイドーシス，腎硬化症などがある．

また尿細管性タンパク尿をきたす疾患には，急性尿細管性壊死，慢性腎盂腎炎，痛風腎，ファンコニ(Fanconi)症候群，カドミウムなどの重金属中毒，抗菌薬であるアミノグルコシドなどの薬物による腎障害，間質性腎炎などがある．

腎後性タンパク尿

腎盂腎炎や膀胱炎などの尿路系の炎症などにより，タンパクが混入したタンパク尿を腎後性タンパク尿という．血漿タンパク以外のタム・ホースフォール(Tamm-Horsfall)ムコタンパクなどの尿路組織由来のタンパクである．

タンパク尿の測定

尿タンパクの検出は，スルホサリチル酸法，煮沸法，試験紙法などによって測定される．日常用いられる試験紙法は，pH指示薬であるブロモチモールブルー(bromothymol blue：BTB)によるタンパク誤差を利用するものである．簡便で容易な検査法で，特に糸球体疾患のスクリーニング検査として優れているが，感度がスルホサリチル酸法よりも劣り，アルブミン以外のタンパクの検出ができないなどの欠点がある．また，強いアルカリ尿では偽陽性を呈し，強い酸性尿では逆に偽陰性となりやすい．

尿中微量アルブミン尿

健常者では，1日20～30 mg程度のアルブミンを尿中に排泄している．糖尿病性腎症の初期には，試験紙法では検出できない程度のごく微量のアルブミンが認められるので，これを定性法あるいは定量法で測定するのが尿中微量アルブミン測定である．定性法は呈色反応あるいはラテックス凝集阻止法によって測定し，検出感度はおおよそ30～40 mg/Lである．定量法は特異的抗アルブミン抗体を用いたラジオイムノアッセイ(radioimmunoassay：RIA)法，酵素免疫測定法(enzyme immunoassay：EIA法)，ラテックス凝集免疫測定法，免疫比朧法，免疫比濁法(turbidimetric immunoassay：TIA法)などによる抗原抗体反応による測定で，検出感度は0.005～5.0 mg/Lである．基準範囲は，随時尿では30 mg/L以下，1日排泄量として22 mg/日以下とされている．

糖尿病が進行すると，糸球体血行動態の異常によって微量アルブミンが尿中に出現し，その後糸球体に不可逆的な器質的病変が現れると，通常のタンパク尿が出現する．したがって，経過中に尿中微量アルブミンの出現を検出して腎障害の初期像を捉えることは，糖尿病性腎症の予防や進展の阻止に有用である．このほか，高血圧症，心不全，SLEなどの自己免疫疾患，アミロイドーシスなどでも尿中微量アルブミンが検出される．

ベンスジョーンズタンパク

免疫グロブリンのうち重鎖と結合していないκ型あるいはλ型のフリーの軽鎖であり，多発性骨髄腫や原発性マクログロブリン血症などの単クローン性ガンマグロブリン血症の血液中や尿中に検出される．尿中ベンスジョーンズタンパクは試験紙法では検出できず，スルホサリチル酸法で検出し，56℃に加熱した後に沈殿し，100℃で沸騰させると溶解する性質をもつ．これは尿細管上皮細胞を障害するので，腎障害をきたしやすい．

サイドメモ

慢性腎臓病(CKD)：腎臓病はこれまで，糸球体腎炎，糖尿病性腎症など病因に基づいて理解されてきたが，これをトータルに慢性腎臓病として把握し，腎機能の悪化を予防し，腎不全への移行を抑えるという考え方が普及してきた．慢性腎臓病は，米国腎臓財団のK/DOQI(Kidney Disease Outcome Quality Initiative)のガイドラインにより提唱され，その後腎臓病予後改善世界機関(Kidney Disease Improving Global Outcome：KDIGO)によって修正された定義によると，①腎障害の存在が明らかで，②腎機能の中程度以上の低下，のいずれかもしくは両方が3か月以上持続して存在することとされている．この腎障害の存在とは，①タンパク尿の存在，または②病理，画像診断，検査(検尿・血液)などで腎障害の存在が明らかなものとされている．タンパク尿の存在とは，K/DOQIとKDIGOによると，尿中アルブミン定量で30 mg/gクレアチニン(尿中クレアチニン排泄1 gあたりのアルブミン量が30 mg)以上を陽性とすることが推奨されている．また腎機能は糸球体濾過量(glomerular filtration rate：GFR)で表すことが推奨され，GFRが60(mL/分/1.73 m^2)未満とされている．しかし，GFRの直接測定は煩雑であるため，日常診療では推定GFR(estimated GFR：eGFR)を用いる．

(松野一彦)

37 尿糖

学習の目標 尿糖出現の機序を理解し，尿糖を認めたときの検査の進め方を学習する．

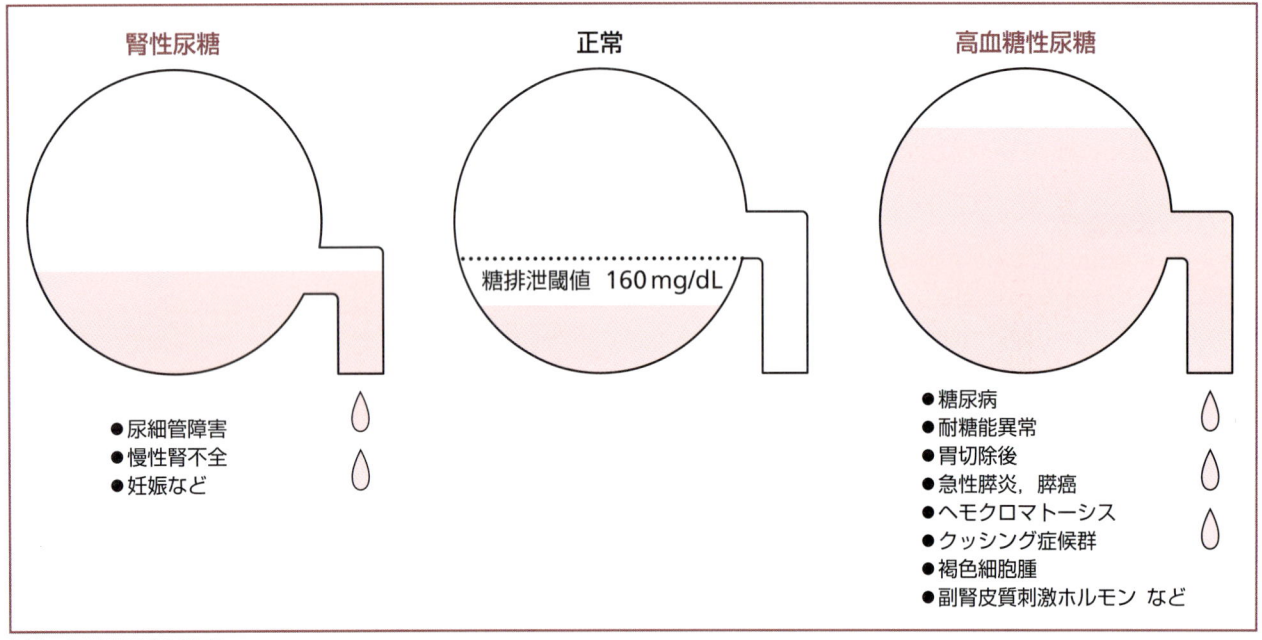

図1 尿糖出現の機序

健常者では，尿中に糖はわずかしか(2～20 mg/dL，1日排泄量40～85 mg程度)排泄されないため，通常の検査では検出できない．尿中の糖は主としてグルコース(ブドウ糖)であるが，乳糖，果糖，五炭糖，ガラクトースなども出現することがある．しかし通常，尿糖とは尿中にグルコースが出現している状態をいう．

血液中のグルコースは腎臓の糸球体を通過して糸球体濾過液に移行する．170 mg/dL以下の血糖値では，糸球体濾過液に移行したグルコースは近位尿細管ですべて再吸収されるため，尿中にはグルコースを認めない．近位尿細管再吸収能の限界を**グルコース尿細管再吸収極量**といい，通常，約350 mg/分程度である．腎機能が正常であれば，血糖値が約170 mg/dL以上になるとグルコース尿細管再吸収極量を超えるので糖尿が出現する．この血糖値を腎糖排泄閾値という．

尿糖の測定には2つの方法がある．①グルコースの還元作用を利用した方法，②グルコースがグルコース酸化酵素の触媒で酸素と反応して生じる過酸化水素を，ペルオキシダーゼの触媒作用によって酸化呈色物質の発色により測定する方法である．現在広く用いられている試験紙法は後者の②を採用しているが，グルコース以外の糖は検出できない．

尿糖測定の最も大きな意義は糖尿病のスクリーニングにある．腎機能が正常であれば尿糖が陽性の場合，血糖値はおおよそ170 mg/dL以上と考えられるため，糖尿病を疑って，血糖検査，グリコヘモグロビン(ヘモグロビンA1c)，ブドウ糖負荷試験(glucose tolerance test：GTT)などの検査を行う必要がある．

血中の糖が尿に出現する機序

腎臓が正常に機能している場合には，血糖値が約170 mg/dLの腎糖排泄閾値を超える高血糖になると，近位尿細管再吸収能を超えるため尿中に糖が出現する．また，腎機能が低下すると近位尿細管糖再吸収能が低下し，腎糖排泄閾値が下がるため，通常，尿糖が出現しない程度の血糖値でも尿糖が陽性になる．これを腎性尿糖という(図1)．

尿中の糖が増加する病態

尿糖が陽性になるのは高血糖の場合と，腎糖排泄閾値が低下したための，いわゆる腎性尿糖とに分けられる．高血糖をきたす病態としては，糖尿病(一次性糖尿病)および妊娠糖尿病のほか，急性膵炎，膵癌，クッシング(Cushing)症候群，褐色細胞腫，甲状腺機能亢進症，ヘモクロマトーシスなどによる二次性耐糖能異常，あるいは胃切除後の高血糖，副腎皮質ホルモン薬や副腎皮質刺激ホルモン(adrenocorticotropic hormone：ACTH)，サイアザイド系降圧利尿薬などの投与による高血糖などがある．一方，腎性尿糖をきたす病態としては，慢性腎不全，ファンコニ(Fanconi)症候群，多発性骨髄腫，鉛などによる重金属中毒などがある．

グルコース以外の尿糖が出現する病態

乳糖尿(ラクトース尿)
妊娠末期や産後数日間にみられる生理的なものと，消化不良の乳幼児にみられる病的なものとがある．還元法による尿糖の検出では陽性になるが，試験紙法では陰性である．

果糖尿(フルクトース尿)
健常者でも点滴などで果糖が大量に投与された後にみられることがあり，特に肝障害のある場合に認めることが多い．還元法による尿糖の検出では陽性になるが，試験紙法では陰性である．

五炭糖(ペントース尿)
L-キシロースからキシリトールへの転換酵素の欠損による先天性の五炭糖尿症では，大量のキシロースが尿中に出現する．また，なつめ，すもも，さくらんぼなどの果物を大量に摂取すると，一過性にL-キシロースやL-アラビノースなどの五炭糖が尿中に排泄される．試験紙法では陰性である．

ガラクトース尿
ガラクトースは乳糖(ラクトース)の加水分解したもので，先天性のガラクトース分解酵素欠損症や乳児の栄養障害，重症の肝障害で尿中に認められる．還元法による尿糖の検出では陽性になるが，試験紙法では陰性である．

スクロース(サッカロース)尿症
小腸サッカロース欠損症のほか，大量のサッカロースの摂取などによっても尿中に認められる．

〔松野一彦〕

38 尿ウロビリノゲン，尿ビリルビン

学習の目標 　尿ウロビリノゲンおよび尿ビリルビンの由来を把握し，それぞれが増加する病態を理解する．

ウロビリノゲンは，胆汁中の直接ビリルビンが下部小腸や大腸で腸内細菌によって還元されて生成される．多くは糞便内に排泄されるが，一部は腸から吸収されて門脈を介して肝臓に達し，肝細胞で酸化されて再びビリルビンになる．また一方は，ウロビリノゲンのまま胆汁に再排泄され，門脈から吸収されて肝臓を通って大循環に入り，腎臓から尿中へ排泄される．これらの過程で何らかの異常があると，尿ウロビリノゲンが増加ないし減少する．尿ウロビリノゲンの増加は，血液中での直接および間接ビリルビンの増加を反映していると考えられる．尿ウロビリノゲンはアルデヒド反応を用いたエールリッヒ(Ehrlich)アルデヒド試験管法，あるいはアルデヒド法，ないしジアゾ法を用いた試験紙法によって測定され，基準範囲は0.03～1.0 mg/dL あるいは試験紙法で(±)とされる．

直接ビリルビンは血液中で2.0～3.0 mg/dLを超えると尿中に排泄され，尿中ビリルビンとなる．しかし，間接ビリルビンの場合は脂溶性で，血液中では主にアルブミンと結合して循環しているため，血中濃度が増加しても尿中には出現しない．したがって，尿中のウロビリノゲンとビリルビンを測定することによって，血液中の直接ビリルビンが増加しているのか，間接ビリルビンが増加しているのかを推定できる．尿ビリルビンは酸化法あるいはジアゾ法で測定され，基準範囲は0.6～1.6 mg/dL，試験紙法では(-)である．

ビリルビンの代謝と排泄

老化した赤血球は，寿命に達すると脾臓などの網内系組織によって処理され，1日おおよそ6～8 gのヘモグロビンが遊離する．何らかの異常によって溶血が亢進するとヘモグロビンの遊離は増加する．血管内溶血で遊離したヘモグロビンはハプトグロビンと結合して網内系組織に運ばれ，ヘモグロビンはそこでグロビンと鉄およびプロトポルフィリン環の3つに分解される．グロビンは分解されてアミノ酸になって再びグロビンが再合成され，ヘモグロビンの生成に利用される．鉄は一部がヘム合成に利用され，その他は貯蔵鉄となる．

一方，プロトポルフィリン環は開裂して鎖状のビリベルジンとなり，これが還元されてビリルビンとなる．このビリルビンは遊離型(不飽和型)で，脂溶性で水に溶けないため，アルブミンなどと結合して血液中を循環する．この遊離型ビリルビンは，ハイマンス ファンデンベルヒ(Hijmans van den Bergh)反応ではアルコールを加えてはじめて間接的にするので間接ビリルビンとよばれる．

間接ビリルビンは肝細胞内でグルクロン酸抱合を受け，水溶性の抱合型ビリルビンとなる．これはHijmans van den Bergh反応で直接発色するので直接ビリルビンとよばれ，胆汁の中に分泌・排出され，腸管に出る．そこで腸内細菌によって還元さ

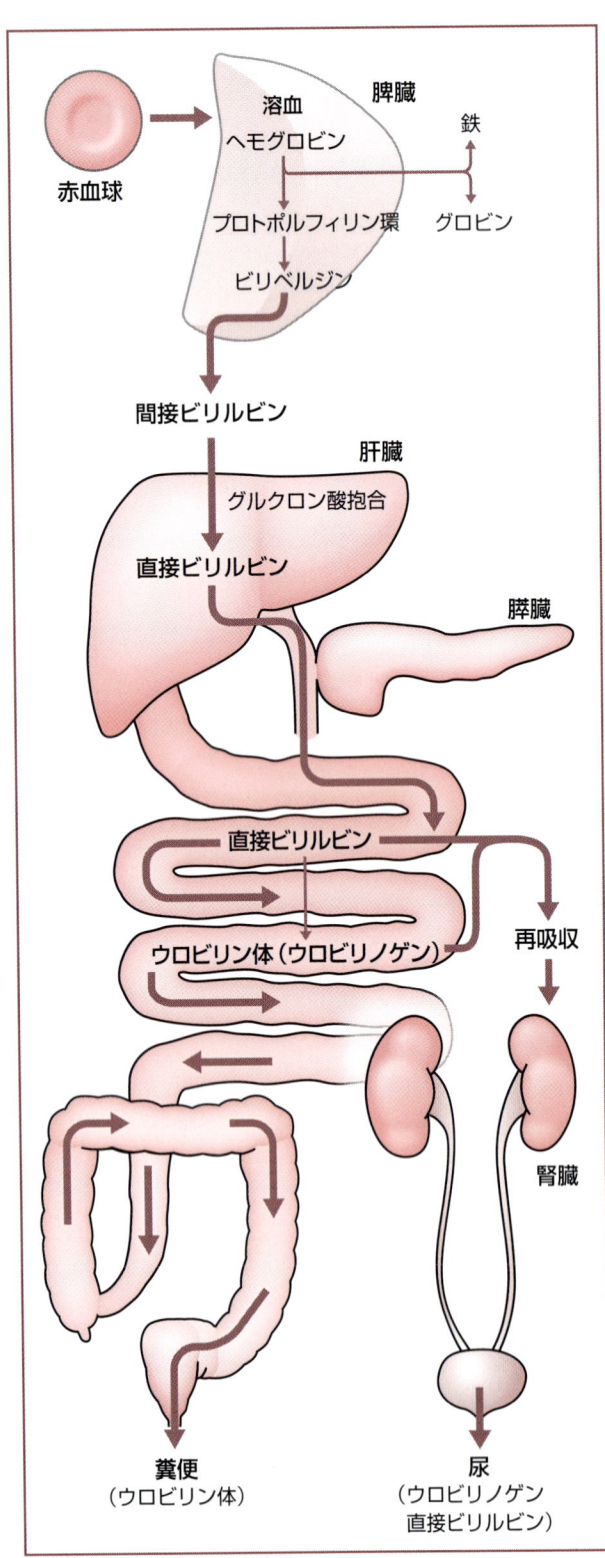

図1 ビリルビン代謝と尿ウロビリノゲン，尿ビリルビンの排泄

表1 尿ウロビリノゲン，尿ビリルビンの増減

		尿ウロビリノゲン	
		＋	－
尿ビリルビン	＋	肝細胞障害（慢性肝炎，肝硬変症）	閉塞性黄疸（胆嚢癌，胆管癌，胆石，膵頭部癌など） 肝内胆汁うっ滞
	－	溶血性貧血 急性肝炎初期 腸閉塞，便秘 心不全	抗菌薬長期投与 腎不全 下痢

れてウロビリノゲンなどのウロビリン体となり，多くは糞便として排泄される．しかし一部は腸から再吸収されて血液を介して肝臓に運ばれ，胆汁から腸内に出るという腸肝循環をとるとともに，一部は血液を介して腎臓に入り，糸球体を通過して尿中にビリルビンとして排泄される（図1）．肝・胆道系疾患による胆道閉塞が起こると，胆汁中の直接ビリルビンは逆流して血液中に増加し，尿ビリルビンの増加をきたす．

血液中のウロビリノゲンは一部，腎臓から尿ウロビリノゲンとして尿中へ排出される．1日に6gのヘモグロビンが分解されたとすると，計算上約200 mgのウロビリノゲンが尿中に排泄されることになる．

尿ウロビリノゲン
測定上の注意点

尿を室温に放置すると，ウロビリノゲンは酸化されてウロビリンとなるので，測定にはできるだけ新鮮尿を用いる．特に高温，日光照射下でその傾向が強いので，蓄尿には褐色瓶を用いるなどの注意が必要である．生理的変動要因としては，食後（特に肉食後），運動，飲酒，便秘などでも増加するとされている．日内変動もあるが，夜間から午前中にかけて変動は少なく，午後から増加して夕方に最高値となる．

細菌尿では硝酸塩が細菌によって還元され，生じた亜硝酸によってウロビリノゲンが酸化されて偽陰性となりやすい．エールリッヒアルデヒド法による測定では，ポルホビリノゲンやインドール，メラノーゲンなどの内因性物質，サルファ剤，パラアミノサリチル酸塩（para-aminosalicylate：PAS），フェノチアジン系薬物，アンチピリン，トルブタミド，テオフィリンなどの薬物によって偽陽性を示すが，ジアゾ反応測定では偽陽性は少ない．また，抗菌薬の大量長期投与で腸内細菌が減少すると，偽陰性を呈することがある．

陽性となる疾患（表1）

ビリルビンが胆汁を通じて十二指腸に排泄されると，腸内で細菌の還元作用によってウロビリノゲンが生成されるので，この過程が亢進すると尿ウロビリノゲンは陽性となる．すなわち，急性肝炎，慢性肝炎，肝硬変症，アルコール性肝疾患，薬物性肝障害などの肝疾患，あるいは各種の溶血性貧血などでは尿ウロビリノゲンは陽性になる．また，高度の便秘や腸閉塞などによっても軽度陽性となる．

陰性となる疾患（表1）

胆嚢癌，胆道癌，胆石，膵頭部癌，十二指腸癌などによる胆道閉塞によってビリルビンが胆汁中に排出されない状態（閉塞性黄疸）や，肝内胆汁うっ滞では尿ウロビリノゲンは低値となる．抗菌薬の大量投与によって腸内細菌が著減したり，重症の下痢でも尿ウロビリノゲンは低値となる．劇症肝炎や急性肝炎でも，重症の極期にはビリルビンの抱合能が低下して尿ウロビリノゲンが低下することもある．また，高度の腎機能低下でも低値となる．

尿ビリルビン
測定上の注意点

ビリルビンは光に対して不安定であり，放置すると酸化されてビリベルジンになりやすいので，できるだけ新鮮な尿を用いる．蓄尿では褐色瓶を用い，酸化防止のためにアスコルビン酸を添加することもあるが，ジアゾ法による測定では偽陰性を示すことがあるので不適である．膀胱内での貯留が長いと酸化されることがあるため，酸化防止のためアスコルビン酸を投与することもある．酸化法による測定ではポルホビリノゲンやインドールなどの内因性物質，サルファ剤，フェノチアジン系薬物，アンチピリン，テオフィリンなどの薬物投与で偽陽性を示すことがある．

陽性となる疾患（表1）

血液中の直接ビリルビンが高値になる疾患では尿ビリルビンが陽性となる．病初期にはビリルビンの閾値が低く，直接ビリルビン値が1 mg/dL以上になると尿中に出現する．したがって，急性肝炎，慢性肝炎，肝硬変症，肝癌，アルコール性肝障害などの肝細胞障害，胆嚢癌，胆管癌，胆石，膵頭部癌などの閉塞性黄疸，原発性胆汁性肝硬変症，薬物性胆汁うっ滞などの肝内胆汁うっ滞，デュビン・ジョンソン（Dubin-Johnson）症候群やローター（Rotor）型ビリルビン血症の一部などの抱合型体質性黄疸などで尿ビリルビンが陽性となる．尿ウロビリノゲンと尿ビリルビンとを同時に測定することは，黄疸の機序の鑑別に有用である．

サイドメモ

溶血性貧血：何らかの原因によって赤血球の破壊が亢進して寿命が短縮し，骨髄での赤血球産生を上まわり，貧血を呈した状態をいう．赤血球自体に原因があるものを内因性溶血性貧血とよび，遺伝性球状赤血球症（HS）や発作性夜間ヘモグロビン尿症（PNH）が代表的疾患である．一方，赤血球自体に問題はなく，血漿成分に異常があるものを外因性溶血性貧血とよび，自己免疫性溶血性貧血（AIHA）が代表的疾患である．両者ともに尿ウロビリノゲン陽性，尿ビリルビン陰性である．

陰性となる疾患（表1）

健常者では陰性である．黄疸があっても溶血性貧血のように間接ビリルビンが増加しているときには陰性となる．

（松野一彦）

39 尿沈渣

学習の目標｜尿沈渣の臨床的意義を理解し，赤血球，上皮細胞，円柱など主な尿沈渣の所見から腎尿路系疾患の診断にアプローチできる．

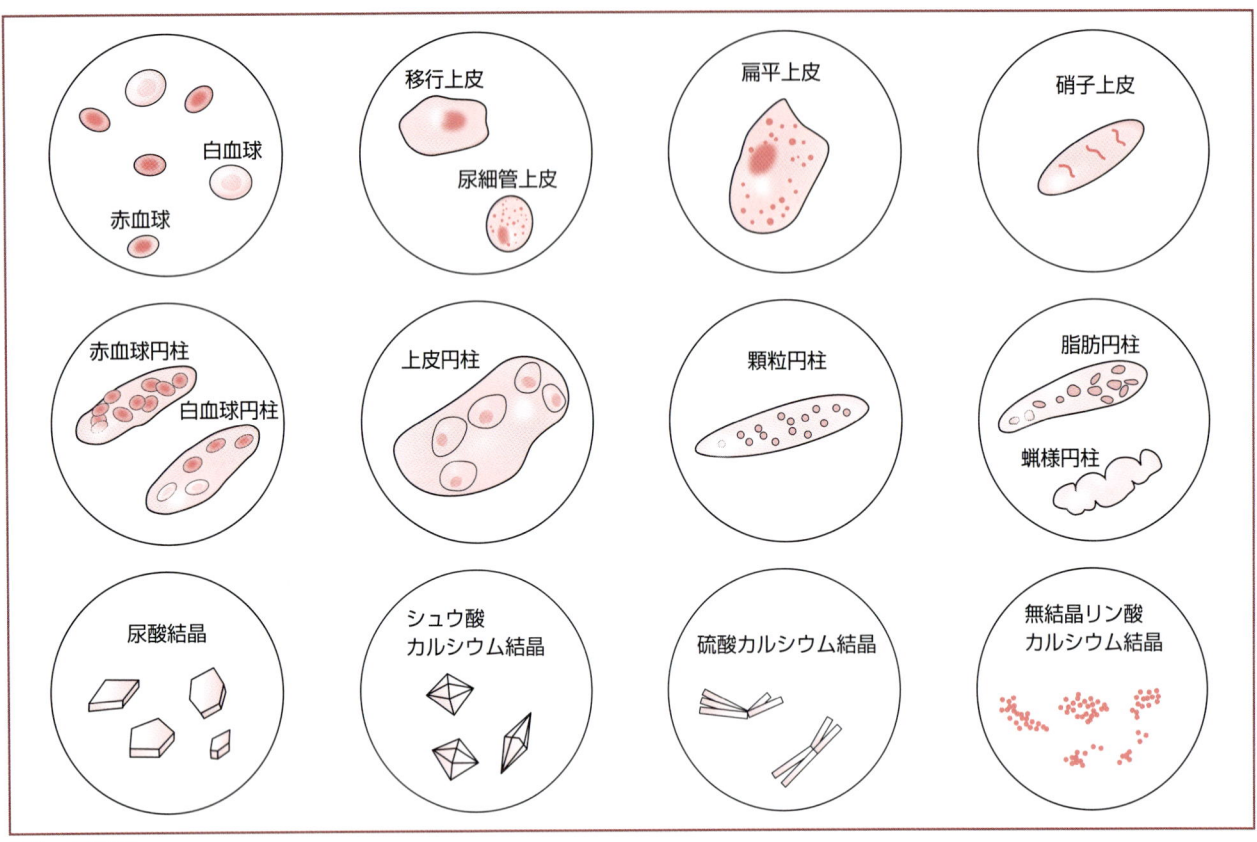

図1　尿沈渣

尿沈渣は，尿を遠心して得られる沈渣部分の尿固形成分を形態学的に観察するもので，腎尿路系疾患の診断に欠かせない検査である．新鮮尿をよく撹拌し，10 mL を遠心管に取り，500 G（通常の遠心機で 1,500 rpm）で 5 分間遠心する．遠心後，遠心管を傾けて上清を捨てた後，残りをよく撹拌して再浮遊させたものを 1 滴スライドガラスに落とし，カバーガラスをかけて鏡検する．100 倍の弱拡大で全視野にわたって赤血球，白血球，上皮細胞，円柱，結晶などの有無や分布の状況を観察し，400 倍の強拡大で 1 視野あたりに何個認められるかで表現する．通常，無染色で観察するが，成分の確認が必要な場合にはスターンハイマー・マルビン（Sternheimer-Malbin）染色を行い，ヘモジデリン顆粒の確認にはベルリンブルー（Berlin blue）染色，腫瘍細胞の確認にはパパニコロー（Papanicolaou smear）染色などを行う．

　正常の尿でも，赤血球は強拡大の 4〜7 視野に 1 個以下みられることがあり，白血球は 4〜7 視野に 1〜2 個以下，上皮細胞は 10 視野に 1 個以下，円柱は 20 視野に 1 個以下程度がみられる．したがって，それ以上の固形成分が認められた場合に病的と判断する．尿沈渣のための採尿法としては通常，自然排尿によることが多いが，女性の場合は外陰部や腟からの分泌物の影響を受けやすいので中間尿を用いることが望ましい．時にカテーテル尿あるいは膀胱穿刺尿などが用いられる．

尿沈渣でみられる"細胞成分"（図1）

赤血球

通常，尿中では赤血球は淡黄色で直径 7〜8 μm，中心がへこんだ円盤状を呈している．しかし，高張尿では萎縮して小型で金平糖状となり，逆に低張尿では膨化して大型球状化する．高倍率の 1 視野あたり 5 個以上の赤血球を認めることを血尿といい，このうち肉眼的に正常尿にみえて上記の条件を満たした場合に顕微鏡的血尿という．いくつかの腎疾患や尿路疾患で血尿がみられるが，腎臓由来の血尿では赤血球の変形が強く，特に糸球体由来の赤血球では形態は多様となる．

白血球

尿中には白血球の中でもリンパ球や単球もみられるが，最も多いのは好中球で臨床的意義も大きい．大きさは直径 10〜20 μm で核があり，赤血球よりは大きく，上皮細胞よりは小さい．小型の尿細管上皮細胞と鑑別が難しい場合にはスターンハイマー・マルビン染色を行い鑑別する．低張尿，アルカリ尿，高

温で膨化，崩壊しやすい．高倍率の1視野あたり5個以上の白血球を認めると病的とする．高度に好中球が増加している場合に膿尿といい，著しくなると尿は混濁する．腎盂腎炎や膀胱炎，尿道炎などの下部尿路感染症で尿中好中球が増加する．腎盂腎炎ではスターンハイマー・マルビン染色で輝細胞（glitter cell）を認めるので鑑別できる．

上皮細胞
尿沈渣には，生理的なもののほかに，炎症や変性および機械的刺激などによって剥離した下記のような種々の上皮細胞が出現する．尿細管から外尿道口までの尿路由来と，腟由来のものがある．女性では腟からの分泌物混入による扁平上皮細胞がみられることもあるが，これを除いた移行上皮，尿細管上皮細胞などを認めるとすべて病的である．

移行上皮細胞は腎盂，尿管，膀胱，尿道に由来し，白血球大から5倍程度の大きさで，球形，紡錘形，洋梨状などの形態を示し，1～4個の核を有する．腎・尿路系の炎症性疾患で多数みられ，腎盂腎炎では有尾形の移行上皮細胞がみられる．

尿細管上皮細胞は白血球の1.5～2倍の大きさで，円形あるいは立方状を呈し，顆粒状の細胞質は比較的大きく，核は偏在している．尿細管障害や腎盂腎炎，ネフローゼ症候群などで増加する．尿細管上皮細胞が脂肪変性すると細胞質が脂肪顆粒で満たされる．これを卵円形脂肪体といい，ネフローゼ症候群で特徴的である．

扁平上皮細胞は尿道あるいは腟の表層に由来し，細胞は扁平，円形あるいは楕円形で，小型の1個の核を有する．正常の尿でもみられるので，この出現だけでは病的な意義は少ない．

尿沈渣でみられる"円柱"
正常の尿でも高倍率1視野あたり1個程度の硝子円柱がみられることがあるが，それ以上の硝子円柱の出現，あるいは赤血球円柱，白血球円柱，上皮円柱，顆粒円柱，脂肪円柱，蝋様円柱などがみられる場合には病的と考える．

硝子円柱
硝子円柱は，尿細管から分泌されたタム・ホースフォール（Tamm-Horsfall）ムコタンパクが少量のアルブミンと結合し，これが再吸収によって濃縮，ゲル化され，尿細管の鋳型（cast）となって尿中に出現したものである．均一無構造，無色透明な円柱で，スターンハイマー・マルビン染色では淡紫色に染まる．健常者でも少数認められ，激しい運動後には増加する．臨床的意義は少ないが，基質にごく少数の赤血球がみられれば糸球体腎炎，白血球ならば腎盂腎炎，脂肪球ならばネフローゼ症候群などが疑われる．

赤血球円柱
円柱内に2個以上の赤血球が認められるもので，通常ほとんどが赤血球で占められて赤色調を帯びている．赤血球円柱の出現は血尿が糸球体由来であることを意味し，急性糸球体腎炎やループス腎炎，腎梗塞，悪性高血圧，急性尿細管壊死などでみられる．

白血球円柱
円柱内に2個以上の白血球が認められるもので，通常ほとんどが白血球で充満している．急性腎盂腎炎などの感染症でみられることが多く，そのほかループス腎炎，間質性腎炎，急性糸球体腎炎，ネフローゼ症候群などでもみられる．

> **サイドメモ**
> **マルタの十字**（Maltese cross）：ネフローゼ症候群などでみられる卵円形脂肪体を偏光顕微鏡で観察すると脂肪滴の中に十字状の構造が見え，これをマルタの十字とよぶ．由来はキリスト教の騎士修道会である聖ヨハネ騎士団（マルタ騎士団）の象徴とされる紋章に似ているので名づけられたものと思われるが，実際はもう少し単純な十字形である．
>
> マルタ十字

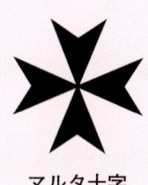

上皮円柱
円柱内に尿細管上皮細胞を封入しているもので，細胞膜や核膜が不明瞭になっていることが多い．尿細管壊死でみられることが多く，移植腎の急性拒絶反応の際にも認められる．

顆粒円柱
基質内に黄褐色の大小の顆粒を有する円柱で，剥離した上皮細胞あるいは血球（白血球，赤血球，血小板）が尿路を通過する間に変性・崩壊して顆粒となったものと考えられる．糸球体腎炎やネフローゼ症候群などでみられるが，疾患特異性は低い．

脂肪円柱
尿細管上皮細胞が脂肪変性した結果生じた脂肪滴が円柱基質内に認められるもので，ネフローゼ症候群，ループス腎炎，糖尿病性腎症などでみられる．リポイドネフローゼでは二重屈折性のリポイド顆粒を含むリポイド円柱が認められる．これは偏光顕微鏡で観察すると，「マルタの十字」とよばれる重屈折性が特徴である．

蝋様円柱
不透明な淡い光沢をもち，不規則に屈曲した太く短い無構造な円柱で，辺縁に切れ込みがある．顆粒円柱の変性・崩壊がさらに進んで無構造になったもので，スターンハイマー・マルビン染色ではピンク色に染まる．腎炎の末期でみられ，予後不良を示すと考えられている．

尿沈渣でみられる"結晶"
新鮮尿ではほとんどみられないが，放置することによって各種の塩類が結晶として析出したものである．尿のpHによって出現する結晶が異なる．

酸性尿で析出する結晶
尿酸結晶は，菱形，六面体などの板状を呈し，黄色調で，健常者の尿中でも見られるが，核酸代謝の亢進状態で増加する．シュウ酸カルシウム結晶は，高屈折率の八面体や鉄アレイ形を呈し，シュウ酸塩を豊富に含むほうれんそう，ナッツ，柑橘類を多量に摂取した場合や，糖尿病，肝疾患などでみられる．このほか無晶性尿酸塩，硫酸カルシウム結晶，尿酸ナトリウム結晶，シスチン結晶，チロジン結晶，ロイシン結晶，コレステロール結晶などがみられる．

アルカリ尿で析出する結晶
細顆粒状の無晶性リン酸カルシウムや，棒状ないし針状のリン酸カルシウム結晶は正常でも見られるが，多量に認められる場合には尿路結石を形成することがある．このほか炭酸カルシウム結晶，尿酸アンモニウム結晶，リン酸マグネシウムアンモニウム結晶などがみられる．

（松野一彦）

40 便潜血

学習の目標 便潜血反応の各種測定法とその問題点，検査の臨床的意義を十分に理解する．

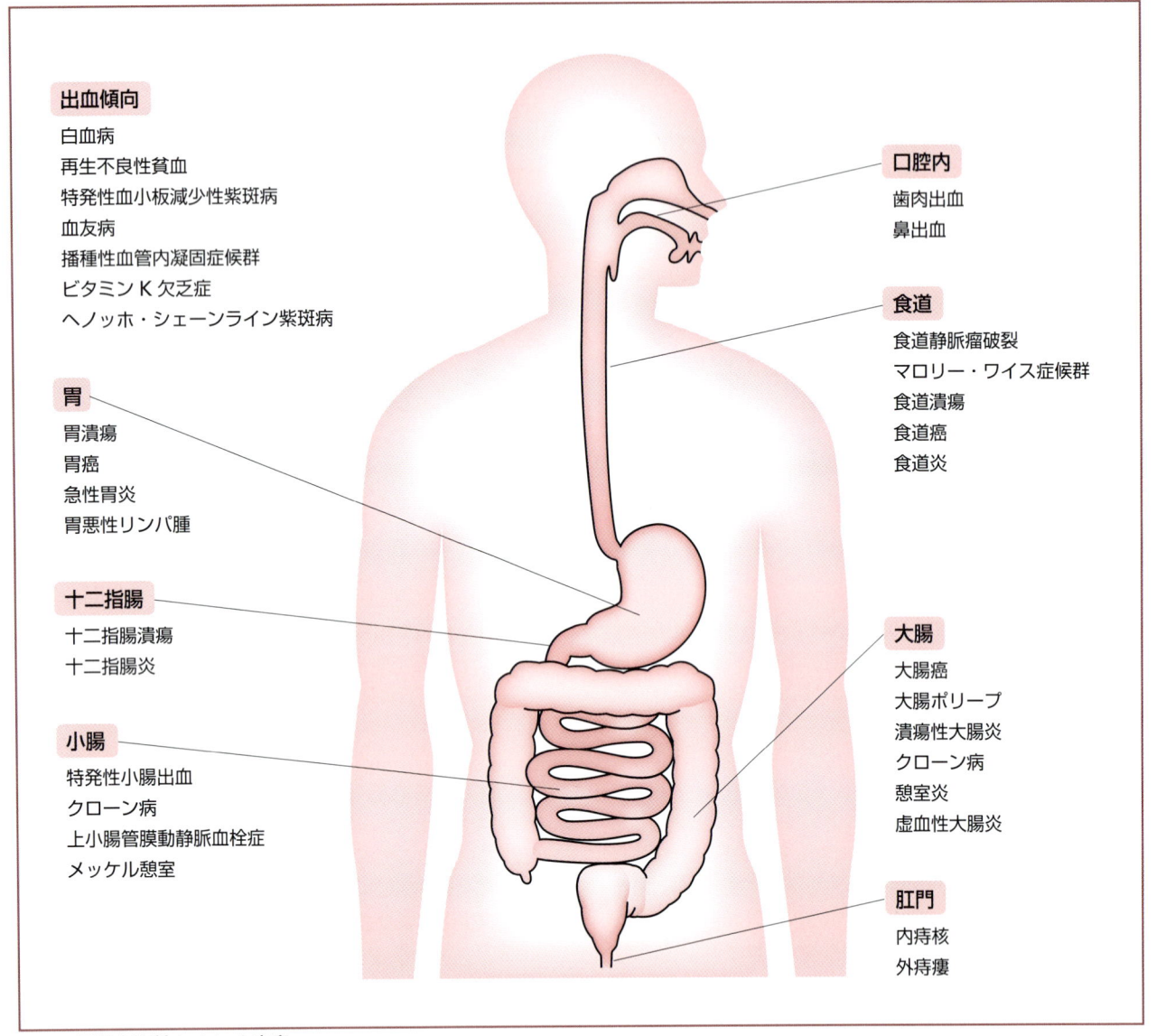

出血傾向
- 白血病
- 再生不良性貧血
- 特発性血小板減少性紫斑病
- 血友病
- 播種性血管内凝固症候群
- ビタミンK欠乏症
- ヘノッホ・シェーンライン紫斑病

胃
- 胃潰瘍
- 胃癌
- 急性胃炎
- 胃悪性リンパ腫

十二指腸
- 十二指腸潰瘍
- 十二指腸炎

小腸
- 特発性小腸出血
- クローン病
- 上小腸管膜動静脈血栓症
- メッケル憩室

口腔内
- 歯肉出血
- 鼻出血

食道
- 食道静脈瘤破裂
- マロリー・ワイス症候群
- 食道潰瘍
- 食道癌
- 食道炎

大腸
- 大腸癌
- 大腸ポリープ
- 潰瘍性大腸炎
- クローン病
- 憩室炎
- 虚血性大腸炎

肛門
- 内痔核
- 外痔瘻

図1　便潜血陽性をきたす疾患

便潜血検査の目的は消化管出血の有無を検出することにある．大量の出血の場合には，例えば胃からの出血では胃酸の影響によってヘモグロビンが塩酸ヘマチンとなって黒色のいわゆるタール便となり，十二指腸からの出血でも腸内細菌の影響でやはり黒色となる．一方，大腸からの下部消化管出血ではいわゆる血便となる．消化管出血が少量の場合には，肉眼による便の観察では出血の有無がわからず便潜血検査が必要になる．

検査法としては，①ヘモグロビンのペルオキシダーゼ様作用を利用した従来からの化学的方法と，②ヒトのヘモグロビンに対する特異的なモノクローナル抗体を利用した免疫学的方法とがある．

前者の①では，全消化管からの出血を検知できるが，食物（例えば，牛肉やマグロの刺身など）中に含まれるヘモグロビンをも検出してしまい，偽陽性を呈する問題点がある．また，化学的方法に用いる試薬の販売が少なくなっていることもあり，今後本法による便潜血反応の測定は限定されたものになることが予想される．後者の②はヒトのヘモグロビン以外とは反応しない利点はあるが，上部消化管からの出血の場合には，ヘモグロビンが胃酸や消化酵素の作用で変性して抗原性を失い，偽陰性となる問題点がある．したがって，両方法を組み合わせることに

よって，上部消化管の出血か下部消化管出血かの鑑別に情報を与えてくれる．

化学的方法による便潜血検査

ヘモグロビンやヘムのもつペルオキシダーゼ活性を，過酸化水素（H_2O_2）の存在下でグアヤック，ベンチジン，オルトトルイジンなどのクロモゲン（色原体）を酸化して発色させることによって判定する方法である．本方法は，口から肛門まですべての消化管からの出血を捉えることができる検査であり，特に上部消化管出血の検出ではモノクローナル抗体を用いた免疫法よりも優れている．しかし，ヒトのヘモグロビンに特異性が高い検査ではないため，血のしたたるような牛肉やマグロの刺身などの食物の摂取によっても陽性を示すという欠点がある．このため，本方法を用いる場合には，検査前の3日間，血液成分を含まない，いわゆる潜血食を食べてもらうことが必要である．

最もよく用いられているグアヤック法は，まず便を水と氷酢酸で混和し，グアヤック・アルコールと過酸化水素水を加える．それにより，便中にヘモグロビンやヘムなどのペルオキシダーゼ活性があると青色に発色する．この方法は他法に比べ偽陽性は少ないが，感度が悪いため3日間連続して検査を行う必要がある．

オルトトルイジン法はグアヤック法よりも感度は高いが，偽陽性率も高い．

ベンチジン法は最も感度が高く，以前は標準法として用いられていたが，試薬に発癌性があるということで現在はほとんど用いられない．

これらの化学的方法では，前述の肉類，魚類のほか，葉緑素を含む緑食野菜，還元鉄，ビタミン薬，下剤などの服用で陽性化することがあるので注意が必要である．前述したように，グアヤック法やオルトトルイジン法で用いられる専用試薬の製造，販売が中止の方向に向かっているという情報もあり，今後化学的方法による便潜血反応検査は，他の方法で検査しえないような特殊な状況のみに限られてくる可能性がある．

免疫学的方法による便潜血検査

ヒトのヘモグロビン以外の原因でも反応が陽性になる化学的方法の欠点を補うものである．ヒトのヘモグロビンに対するモノクローナル抗体を用いてラテックス凝集法，金コロイド凝集法，あるいは酵素免疫測定法（enzyme immunoassay：EIA）などで糞便中のヒトヘモグロビンの存在を検出する．上部消化管からの出血では胃液，膵液，腸液中の酸やタンパク分解酵素の影響でヘモグロビン検出の感度が低下するため，主に大腸癌などが原因の下部消化管出血の検出に用いられる．大腸癌でも出血が間欠的であったり微量であった場合，あるいは便への血液の混入が不均等であったり，便の採取が不適当であった場合などに偽陰性となることがある．

同じ免疫学的方法でも，ヒトヘモグロビン以外に，糞便中のヒトトランスフェリンを金コロイドで標識した抗ヒトトランスフェリンポリクローナル抗体と反応させ，抗原抗体反応により金コロイドの凝集による色調変化を測定して糞便中のトランスフェリン量を測定する方法もある．

便潜血反応が陽性となる疾患（図1）

多量の歯肉出血や鼻出血などの口腔内出血でも便潜血は陽性となる．食道からの出血の原因としては食道静脈瘤破裂，マロリー・ワイス（Mallory-Weiss）症候群，食道潰瘍，食道癌，食道炎などがある．

便潜血陽性の原因としては胃からの出血が最も多く，胃潰瘍，胃癌，急性胃炎，悪性胃リンパ腫などによる．十二指腸の潰瘍も頻度が高く，ほかに十二指腸炎などでも出血を引き起こす．

小腸からの出血はまれであるが，特発性小腸出血，クローン（Crohn）病，上小腸間膜動静脈血栓症，メッケル（Meckel）憩室からなどの出血がある．今後カプセル内視鏡の普及により，小腸出血をより簡便に捉えることができるようになるかもしれない．

大腸からの出血としては大腸癌が最も多く，そのほか大腸ポリープ，潰瘍性大腸炎，クローン病，憩室炎，薬物による虚血性大腸炎などがある．肛門からの出血としては内痔瘻および外痔瘻が考えられる．

このほか，白血病，再生不良性貧血，特発性血小板減少性紫斑病などの血小板減少症，血友病，播種性血管内凝固症候群（disseminated intravascular coagulation：DIC），ビタミンK欠乏症などの凝固異常，ヘノッホ・シェーンライン（Henoch-Schönlein）紫斑病などの血管異常による全身性出血傾向でも消化管出血が起こる．

将来の展望

便潜血反応は，今まで主に胃癌や大腸癌の検診のためのスクリーニング検査として用いられてきた．しかし，胃癌などの上部消化管のスクリーニング検査は直接上部内視鏡検査によって行われるようになってきており，生化学的方法による便潜血検査試薬が限定されてきていることもあって，今後，便潜血反応は大腸癌検診をターゲットとした免疫学的測定に収束していくと思われる．

（松野一彦）

和文索引

あ

アイソザイム　40, 43
アイソザイムパターン　23
亜急性甲状腺炎　69
悪性腫瘍　29, 33
悪性貧血　14
悪性リンパ腫　23, 69
アスコルビン酸　77
アスパラギン酸アミノトランスフェラーゼ　20
アセチルコリンエステラーゼ　44
アデニレートキナーゼ　41
アデノシン三リン酸　38
アポタンパク　34
アポフェリチン　33
アミラーゼ　42
　――活性の測定法　43
　――産生腫瘍　43
　――の測定法　43
アミロクラスチック法　43
アラニンアミノトランスフェラーゼ　20, 21
アルカリ尿と結晶　80
アルカリホスファターゼ　24
　――の基準値　24
アルコール性肝炎　21
アルコール性肝障害　21, 25
アルブミン　28, 29, 62, 72
アルブミン尿, 尿中微量　73
安定化フィブリン　19

い

胃癌　67, 80
意義不明のMタンパク血症　29
異型リンパ球　15
1型糖尿病　31
I CTP　61
I型コラーゲンC末端テロペプチド　61
I型コラーゲン架橋Cテロペプチド　61
I型コラーゲン架橋Nテロペプチド　61
I型プロコラーゲンCプロペプチド　61
I型プロコラーゲンNプロペプチド　61
遺伝性球状赤血球症　14
遺伝性楕円赤血球症　14
遺伝性変異　45
インスリン　31
インターフェロンγ　64
インターロイキン6　46
インフルエンザ　47

う

ウイルス性肝炎　25, 27
ウロビリノゲン　26, 76
　――尿　76

え

エチレンジアミン四酢酸依存性偽性血小板減少　13
エリスロポエチン　6
塩基性フェトプロテイン　68, 69
塩基性フェトプロテイン（BFP）　69

お

黄疸　26
　――, 核　27
　――, 体質性　27
　――, 閉塞性　14, 27
　――, 溶血性　9
横紋筋壊死　23
オステオカルシン　61
オプソニン作用　46
オルトトルイジン法　81

か

潰瘍性大腸炎　25, 67
カイロミクロン　34
核黄疸　27
下垂体　62
画像検査　2
家族性高ALP血症　24
家族性高コレステロール血症　35
家族歴　2
活性化部分トロンボプラスチン時間　16
カットオフ値　4
果糖尿　75
花弁状核　15
鎌状赤血球　14
鎌状赤血球症　9, 14
可溶性フィブリン　19
　――モノマー複合体　18
ガラクトース尿　75
顆粒円柱, 尿沈渣　79
カルメットゲラン桿菌　64
肝炎
　――, アルコール性　21
　――, 急性　21, 23, 55, 67
　――, 劇症　21
　――, 慢性　55, 67
　――, 慢性活動性　21
　――, 慢性非活動性　21
肝外性胆道閉塞（閉塞性黄疸）　25

肝癌　54
肝硬変　21, 25, 27, 28, 29, 45, 67
肝硬変症　54, 77
肝細胞癌　25, 29, 66, 67
肝細胞障害　77
肝実質性障害　33
間質性肺炎　23
関節炎, 急性　39
間接蛍光抗体法　52
関節痛　39
間接ビリルビン　26, 27, 76
　――の基準範囲　26
関節リウマチ　15, 47, 50, 69
　――の診断基準　51
乾癬　69
感染症法　65
癌胎児抗原　66
　――の基準値　67
感度　5
肝内胆汁うっ滞　25, 27

き

既往歴　2
奇形赤血球　14
基準値
　――, C反応性タンパクの　47
　――, 血清アミロイドの　47
　――, 血清クレアチニンの　36
　――, 赤血球沈降速度の　47
　――, 胎児抗原の　67
基準範囲　4
　――, 血清総タンパクの　28
　――, 高齢者の　5
　――, 尿素窒素の　36
　――, リウマトイド因子の　51
偽性血小板減少　15
機能検査　3
球状赤血球　14
球状赤血球症　9
　――, 遺伝性　14
急性肝炎　21, 23, 27, 29, 55, 67, 77
急性冠症候群　48
急性関節炎　39
急性感染症　29
急性糸球体性腎炎　73
急性膵炎　42
急性相反応物質　29
急性白血病　23
凝固スクリーニング検査　17
狭心症　48
巨赤芽球性貧血　6, 8, 9, 14, 15, 23
巨大血小板　13
キレート剤　33
緊急検査　3

筋原線維マーカー 48
筋ジストロフィー 21, 23

く

グアヤック法 81
クォンティフェロン 64
クームス試験，直接 9
クリアランス 37
クリグラー・ナジャー症候群 27
グリコアルブミン 30, 31
グリコヘモグロビン 30, 31
グルクロン酸抱合 26
グルコース-6-リン酸脱水素酵素欠乏症 9
くる病 25
クレアチニン 36
　──クリアランス 36, 39
クレアチンキナーゼ 20, 40, 48
クレチン病 63
グロブリン 28, 29
クロモジェニック法 43
クローン病 67

け

蛍光抗核抗体 52
経口抗凝固療法 17
劇症肝炎 21
血液尿素窒素 39
血液粘稠度 6
結核 11, 64
　──菌 64
　──予防法 65
血球貪食症候群 68
血算 14
血小板 12
　──機能異常症 13
　──機能検査 13
　──減少 12
　──減少症 13
　──数 12
　──増加 12
　──増加症 13
　──無力症 13
血清アミロイドの基準値 47
血清エリスロポエチン 9
血清クレアチニンの基準値 36
血清コリンエステラーゼの異常値 45
血清総タンパクの基準範囲 28
血清鉄 32
血栓症 29
血栓性血小板減少性紫斑病 15, 23
血糖維持 31
血糖値 30, 74

検体検査 2, 3
原発性硬化性胆管炎 27
原発性胆汁性肝硬変 27
原発性マクログロブリン血症 28, 29
現病歴 2

こ

好塩基球増加症 11
抗核小体抗体 52
抗環状シトルリン化ペプチド 50
高感度C反応性タンパク測定 47
高感度測定 47
膠原病 28, 29, 33, 69
抗甲状腺ペルオキシダーゼ抗体 63
好酸球増加症 11
好酸球増加症候群，特発性 11
高脂血症 34, 45
甲状腺炎
　──，亜急性 69
　──，慢性 63
甲状腺機能亢進症 25, 28
甲状腺機能低下症 14
　──，先天性 63
甲状腺刺激抗体 63
甲状腺刺激ホルモン 62
甲状腺刺激ホルモン放出ホルモン 62
甲状腺髄様癌 67
甲状腺の自己抗体 63
甲状腺ホルモン 62
口唇状赤血球 14
酵素法 43
酵素免疫測定法 81
高タンパク血症 28
好中球アルカリホスファターゼ活性 11
好中球減少症 11
好中球性白血病，慢性 15
好中球増加症 11
抗DNA抗体 52
後天性免疫不全症候群 11, 56, 68
高尿酸血症 39
高比重尿 71
高比重リポタンパク 34
抗ミトコンドリア抗体 53
抗利尿ホルモン 71
抗リン脂質抗体 53
高齢者基準範囲 5
小型高密度LDL 35
抗核抗体 52
抗ヒストン抗体 52
国際感度指数 17
国際標準化比 17
個人正常値 4
五炭糖 75
骨芽細胞 25, 60

骨型アルカリホスファターゼ 61
骨吸収 60
　──マーカー 61
骨形成 60
　──マーカー 61
骨髄異形成症候群 8, 15
骨髄系幹細胞 10
骨髄腫 15, 25, 28, 29, 47, 68
骨髄性白血病，慢性 11, 69
骨髄線維症 14
　──，特発性 11
骨髄単球性白血病，慢性 11
骨折 60
骨粗鬆症 25, 60
骨代謝 60
　──マーカー 60
骨転移マーカー 69
骨軟化症 25
骨肉腫 25
骨密度 60
コリンエステラーゼ 21, 44
　──の遺伝性変異 45
　──の基準値 44
　──の測定法 44

さ

細菌感染症 47
再生不良性貧血 6, 8, 33
細胞質可溶性マーカー 48
サイロキシン 62
　──結合グロブリン 62
サイログロブリン 62, 63
サッカロジェニック法 43
サッカロース尿症 75
サラセミア 6, 14
酸化LDL 35
酸性尿と結晶 79

し

シェーグレン症候群 43, 47
子宮癌 67, 69
糸球体性タンパク尿 72
糸球体濾過量 36
自己抗体 50, 52
　──，臓器特異性 52
　──，臓器非特異性 52
　──の基準範囲 52
　──の測定法 52
自己免疫性溶血性貧血 9, 14
脂質異常症 34
視床下部 62
シスタチンC 36, 37
シフト網赤血球 8

脂肪円柱，尿沈渣　79
シャント高ビリルビン血症　27
集団正常値　4
十二指腸乳頭部癌　27
受診者動作特性曲線　5
酒石酸抵抗性酸ホスファターゼ　61
主訴　2
出血時間　12
腫瘍壊死因子α　46
腫瘍マーカー　3，66
　――，非特異的　68
循環抗凝血素　17
循環プール　11
小球性低色素性赤血球　14
小球性低色素性貧血　7
硝子円柱，尿沈渣　79
上皮円柱，尿沈渣　79
ジルベール症候群　27
腎癌　69
心筋梗塞　21，23，29，40，47，48
心筋トロポニンI　48，49
心筋トロポニンT　48，49
心血管イベント　34
腎後性タンパク尿　73
真性多血症　6，11
腎性タンパク尿　72
腎性尿糖　74
腎性貧血　6
腎前性タンパク尿　72
心臓型脂肪酸結合タンパク　41，48，49
腎臓病，慢性　37
腎臓病予後改善世界機関　73
身体所見　2，3
浸透圧脆弱性試験　9
心不全　49，58
　―― の重症度　59
　―― の予後予測　59
腎不全　43
心不全治療の効果判定　59

す

膵炎　43
　――，急性　42
　――，慢性　42
膵癌　43，69
膵・胆道系癌　67
膵頭部癌　27
膵リパーゼ　42
スクリーニング検査　2，3
スクロース尿症　75
スターンハイマー・マルビン染色　78
スティル病　47

せ

生活習慣病　34
正球性正色素性貧血　7，9
正常値　4
　――，個人　4
　――，集団　4
正常範囲　4
成人T細胞白血病　11，15
精巣癌　69
生体検査　3
生理検査　2
生理的タンパク尿　72
生理的変動　5
赤芽球癆　6，8，9
赤血球　14
　――，円柱，尿沈渣　79
　――，指数　6
　――，数　6
　――，増加症　7
　――，沈降速度の基準値　47
　――，連銭形成　15
赤血球内封入体　15
セロネガティブRA　51
線維素溶解現象　18
全血球計算　14
潜在性結核感染症　65
全身性エリテマトーデス　47
先天性甲状腺機能低下症　63
前立腺癌　25，47，68，69
前立腺特異抗原　66，68
前立腺肥大　68

そ

早期関節リウマチの診断基準　51
臓器特異性自己抗体　52
臓器非特異性自己抗体　52
総コレステロール　34
総鉄結合能　32
総ビリルビンの基準範囲　26
組織ポリペプチド抗原　68，69

た

大顆粒リンパ球　15
大球性赤血球　14
大球性貧血　7
太鼓のばち　15
体質性黄疸　27
大小不同症　14
大赤血球　14
大腸炎，潰瘍性　25
大腸癌　67，80
楕円赤血球　14

楕円赤血球症　9
多クローン性免疫グロブリン増加　28
多血症　7
　――，真性　6
　――，二次性　6
多染性赤血球　15
単核球症，伝染性　11，15
胆管癌　27
単球増加症　11
単クローン性免疫グロブリン血症　28
胆石症　27
胆嚢癌　27
タンパク尿　72
　――，糸球体性　72
　――，腎後性　73
　――，腎性　72
　――，生理的　72
　――，尿細管性　72
タンパク漏出性胃腸症　28

ち

地中海貧血　6
中性脂肪　34
中毒性顆粒　15
腸肝循環　26
超低比重リポタンパク　34
直接クームス試験　9
直接測定法　35
直接ビリルビン　26，76
　―― の基準範囲　26

つ

痛風　38，39
　―― 腎　39
ツベルクリン反応　64

て

低タンパク血症　28
低比重尿　71
低比重リポタンパク　34
デオキシピリジノリン　61
デオキシリボ核酸　38
摘脾　14
鉄芽球性貧血　6，14
鉄欠乏性貧血　6，14，33
鉄代謝　32
デュビン・ジョンソン症候群　27
デーレ小体　15
伝染性単核球症　11，15

と

糖新生　30, 31
糖尿病　30, 31, 74
　——, 1型　31
　——, 2型　31
糖尿病性腎症　73
動脈硬化　34
トキソプラズマ症　11
特異度　5
特殊検査　3
特発性好酸球増加症候群　11
特発性後天性鉄芽球性貧血　14
特発性骨髄線維症　11
トランスサイレチン　62
トランスフェリン　6, 32, 33
　—— 受容体　6
トリグリセリド　34
トリヨードサイロニン　62
トロポニン　49
トロポニンI, 心筋　49
トロポニンT　41
　—— 心筋　49

に

2型糖尿病　31
二次性多血症　6
二相性　14
日内変動　60
乳癌　25, 67
　—— マーカー　67
乳酸脱水素酵素　21, 22
乳糖尿　75
尿ウロビリノゲン　76
尿管癌　69
尿細管性タンパク尿　72
尿酸　38
　—— 産生過剰　39
　—— 排泄低下　39
尿浸透圧　70
尿素窒素　36
　—— の基準範囲　36
尿中微量アルブミン尿　73
尿沈渣　78
　—— と顆粒円柱　79
　—— と結晶　79
　—— と脂肪円柱　79
　—— と硝子円柱　79
　—— と上皮円柱　79
　—— と上皮細胞　79
　—— と赤血球　78
　—— と赤血球円柱　79
　—— と白血球　79
　—— と白血球円柱　79
　—— と蝋様円柱　79
尿糖　74
　——, 腎性　74
尿濃縮能　70
尿比重　70
　—— 測定　71
尿ビリルビン　76
尿路結石　38
妊娠性胆汁うっ滞　27

ね

ネガティブフィードバック　62
ネフローゼ症候群　28, 29, 45, 73

の

脳性ナトリウム利尿ペプチド　58
嚢胞性線維症　69

は

肺炎, 間質性　23
肺癌　67
破骨細胞　60
破砕赤血球　15
　—— 症候群　9
橋本病　63
播種性血管内凝固　16, 19, 47
播種性血管内凝固症候群　81
バセドウ病　63
白血球円柱, 尿沈渣　79
白血球減少症　11
白血球数　10
白血球増加症　10
白血病　23, 47, 69
ハプトグロビン　29
ハム試験　9

ひ

非結核性抗酸菌感染　65
ビタミンB_{12}　6
　—— 欠乏　14
非特異的腫瘍マーカー　68
ヒト免疫不全症ウイルス　56
菲薄赤血球　14
非ヒストンタンパク抗体　52
非ホジキンリンパ腫　47
百日咳　11
標的赤血球　14
氷点降下度測定法　71
ピリジノリン　61
ビリルビン　26, 76
　——, 間接　26, 27, 76
　——, 直接　26, 76
　——, 尿　26, 76
　—— の代謝　76
　—— の排泄　76
ピルビン酸キナーゼ欠損症　9
ピルビン酸キナーゼ欠乏症　14
貧血
　——, 悪性　14
　——, 巨赤芽球性　6, 8, 9, 14, 15, 23
　——, 再生不良性　6, 8, 33
　——, 自己免疫性溶血性　9, 14
　——, 小球性低色素性　7
　——, 正球性正色素性　7, 9
　——, 大球性　7
　——, 地中海　6
　——, 鉄芽球性　6, 14
　——, 鉄欠乏性　6, 14, 33
　——, 特発性後天性鉄芽球性　14
　——, 溶血性　6, 15, 23, 29, 77

ふ

フィッシュバーグ尿濃縮試験　71
フィブリノゲン　16, 18
　—— 分解産物　18
フィブリノゲン・フィブリン分解産物　18
フィブリン
　——, 安定化　19
　——, 可溶性　19
　—— 分解産物　19
フィブリンモノマー関連物質　19
フィラデルフィア染色体　11
フェリチン　32, 33, 66, 68
フォン・ヴィレブランド病　13
副甲状腺機能亢進症　25
副腎皮質刺激ホルモン　74
副腎皮質ホルモン薬　74
フッ化ソーダ　30
不飽和鉄結合能　32
プラスミン　19
プラマー病　63
フリードワルド　35
プリン塩基　38
プリン制限食　39
プリン体　38
フルクトース尿　75
プロトロンビン時間　16, 21
プロトロンビン比　17
分利（網赤血球クリーゼ）　9
分裂赤血球　15

へ

平均血小板容積　13
平均赤血球Hb濃度　6
平均赤血球Hb量　6
平均赤血球容積　6
閉塞性黄疸　14, 25, 27, 77
ページェット病　25
ヘパプラスチンテスト　21
ヘマトクリット　6, 8
ヘモグロビン　6, 32, 72
　—— A1c　30, 31
　—— S症　14
　—— 尿症, 発作性夜間　9
ヘモジデリン　32
ペルゲル・フエ核異常　15
ベルナール・スーリエ症候群　13, 15
辺縁プール　11
ベンスジョーンズタンパク　29, 72, 73
変性LDL　35
便潜血　80
　—— 検査　81
　—— 反応　81
ベンチジン法　81
ペントース尿　75

ほ

膀胱癌　69
ホジキンリンパ腫　47
発作性夜間ヘモグロビン尿症　9
ポリアミン　68, 69
ホルモン感性リパーゼ　42
本態性血小板血症　11

ま

マクロアミラーゼ　43
マクログロブリン血症　15
マトリックスメタロプロティナーゼ　50
マロンジアルデヒドLDL　35
慢性活動性肝炎　21
慢性肝炎　29, 55, 67, 77
慢性感染症　28, 29
慢性甲状腺炎　63
慢性好中球性白血病　11, 15
慢性骨髄性白血病　11, 69
慢性骨髄単球性白血病　11
慢性糸球体性腎炎　73
慢性失血　33
慢性腎臓病　37, 72, 73
慢性心不全治療ガイドライン　59
慢性膵炎　42
慢性非活動性肝炎　21
慢性リンパ性白血病　11

み

ミオグロビン　48, 72
ミオシン軽鎖　41
ミトコンドリアCK　40, 41

む

無顆粒球症　11
無効造血　27
無トランスフェリン血症　6
無βリポタンパク血症　14

め

メイ・ヘグリン症候群　15
免疫学的方法　81
免疫グロブリン　28, 54
　—— 結合CK　41
免疫抑制性タンパク　68, 69

も

網赤血球　8, 15
　—— シフト　8
網赤血球クリーゼ(分利)　9
網赤血球産生指数　8
網赤血球比率　9
毛髪細胞　15
　—— 白血病　15
問診　2

や

薬物性肝炎　27
薬物性肝障害　25
薬理遺伝病　45

ゆ

有棘赤血球　14
有機リン中毒　45
有口赤血球　14
有毛細胞　15

よ

溶血性黄疸　9

溶血性疾患　33
溶血性尿毒症症候群　15
溶血性貧血　6, 15, 23, 29, 77
葉酸　6
　—— 欠乏　14

ら

ラクトース尿　75
卵黄囊腫瘍　66, 67
ランゲルハンス島　30
卵巣癌　67, 69

り

リウマトイド因子　50
　—— の異常値　51
　—— の基準範囲　51
　—— の測定法　51
リツキシマブ　55
リパーゼ
　——, 膵　42
　—— の基準範囲　43
　—— の測定法　43
　—— ホルモン感性　42
　—— リポタンパク　42
リボ核酸　38
リポタンパクリパーゼ　35, 42
流行性耳下腺炎　43
リンパ球　15
　—— 減少症　11
　—— 増加症　11
リンパ腫, 悪性　23, 69
リンパ性白血病, 慢性　11

る

涙滴赤血球　14
ルーチン検査　3
ループスアンチコアグラント　17

ろ

ロイシンアミノペプチダーゼ　24
　—— の基準値　25
蠟様円柱, 尿沈渣　79
ローター症候群　27

わ

ワルファリン　66

欧文索引

A

αフェトプロテイン 66
acanthocyte 14
acanthocytosis 14
acetylcholinesterase 44
acquired immunodeficiency syndrome（AIDS） 11，56，68
ACTH（adrenocorticotropic hormone） 74
activated partial thromboplastin time（APTT） 16
adenosine triphosphate（ATP） 38
ADH（antidiuretic hormone） 71
adrenocorticotropic hormone（ACTH） 74
AFP（alpha-fetoprotein） 66
AIDS（acquired immunodeficiency syndrome） 11，56，68
alanine aminotransferase（ALT） 20
alkaline phosphatase（ALP） 24
ALP（alkaline phosphatase） 24
ALP アイソザイム 24
ALP の基準値 24
alpha-fetoprotein（AFP） 66
ALT（alanine aminotransferase） 20
amylase 42
ANA（antinuclear antibody） 52
anisocytosis 14
antidiuretic hormone（ADH） 71
antinuclear antibody（ANA） 52
APTT（activated partial thromboplastin time） 16
aspartate aminotransferase（AST） 20
AST（aspartate aminotransferase） 20
ATP（adenosine triphosphate） 38
atypical lymphocyte 15

B

$β_2$ ミクログロブリン 29，68
B 型肝炎ウイルス 54
BAP 61
Basedow 病 63
basic fetoprotein（BFP） 68
BCG 64
BCR-ABL 融合遺伝子 11
Bence Jones タンパク 29，72
Bernard-Soulier 症候群 15
BFP（basic fetoprotein） 68，69
blood urea nitrogen（BUN） 39
BNP（brain natriuretic peptide） 58
brain natriuretic peptide（BNP） 58
BUN（blood urea nitrogen） 39

C

C 型肝炎ウイルス 54
C 反応性タンパク 29，46，51
　──の基準値 47
　──測定，高感度 47
CA19-9 の基準値 67
CA125 の基準値 67
carcino embryonic antigen（CEA） 66
CBC（complete blood cell count） 14
CCP（cyclic citrullinated peptide） 50
Ccr（creatinine clearance） 36
CD4 陽性リンパ球 57
CEA（carcino embryonic antigen） 66
ChE（cholinesterase） 44
chief complaint 2
cholinesterase（ChE） 44
chronic kidney disease（CKD） 37，72
CK（creatine kinase） 20，40，48
CK-BB 40，41
CKD（chronic kidney disease） 37，72，73
CK-MB 40，41，48
CK-MM 40
codocyte 14
complete blood cell count（CBC） 14
Coombs 試験 9
Cr（creatinine） 36
C-reactive protein（CRP） 29，46
creatine kinase（CK） 20，40，48
creatinine（Cr） 36
creatinine clearance（Ccr） 36
Crigler-Najjar 症候群 27
Crohn 病 67
CRP（C-reactive protein） 29，46，51
CTX 61
cyclic citrullinated peptide（CCP） 50
Cys C（cystatin C） 36
cystatin C（Cys C） 36

D

D ダイマー 18，19
dacryocyte 14
deoxyribonucleic acid（DNA） 38
DIC（disseminated intravascular coagulation） 16，19，47，81
dimorphism 14
disseminated intravascular coagulation（DIC） 16，19，81
DNA（deoxyribonucleic acid） 38
Döhle 小体 15
DPD 61
drumstick 15
Dubin-Johnson 症候群 27

E

EB ウイルス 11
EDTA 依存性偽性血小板減少 13
eGFR 36
EIA（enzyme immunoassay） 81
elliptocyte 14
enzyme immunoassay（EIA） 81
Epo（erythropoietin） 6，9
Epstein-Barr ウイルス 11
erythropoietin（Epo） 6，9

F

FABP（fatty acid-binding protein） 49
family history 2
FANA（fluorescent ANA） 52
fatty acid-binding protein（FABP） 49
FDP（fibrinogen/fibrin degradation products） 18
FgDP（fibrinogen degradation product） 18
fibrinogen degradation product（FgDP） 18
fibrinogen/fibrin degradation products（FDP） 18
Fishberg 尿濃縮試験 71
flower cell 15
fluorescent ANA（FANA） 52
fragmented RBC 15
Friedewald 35

G

γグルタミルトランスフェラーゼ 25
γグルタミルトランスペプチダーゼ 24
　──の基準値 25
γ-glutamyl transferase（γ-GT，GGT） 25
γ-GT（γ-glutamyl transferase） 25
γ-GTP（gamma-glutamyl transpeptidase） 24
　──の基準値 25
gamma-glutamyl transpeptidase（γ-GTP，γ-GT） 24
GFR（glomerular filtration rate） 36
Gilbert 症候群 27
glomerular filtration rate（GFR） 36
gluconeogenesis 31
glucose-6-phosphate dehydrogenase（G-6-PD）欠乏症 9

gout 38

H

H鎖病 29
hairy cell 15
Ham試験 9
Hb(hemoglobin) 6
HbA1c 30, 31
HBc抗体 54
HBe抗原 55
HBe抗体 55
HBs抗原 54
HBs抗体 54
HBV(hepatitis B virus) 54
　── キャリア 55
HCV(hepatitis C virus) 54
　── RNA 55
　── 抗体 55
HDL(high-density lipoprotein) 34
heart-type fatty acid-binding protein
　(H-FABP) 41
hematocrit(Ht) 6, 8
hemoglobin(Hb) 6
hemoglobin S症 14
hemolytic uremic syndrome(HUS) 15
hemophagocytic syndrome(HPS) 68
hepatitis B virus(HBV) 54
hepatitis C virus(HCV) 54
HER2タンパク 67
H-FABP(heart-type fatty acid-binding
　protein) 41, 48, 49
high-density lipoprotein(HDL) 34
Hillman & Finch指数 8
HIV(human immunodeficiency virus)
　56
　── 感染症 57
HIV抗体 56, 57
Hodgkin lymphoma 47
HPS(hemophagocytic syndrome) 68
Ht(hematocrit) 6, 8
human immunodeficiency virus(HIV)
　56
HUS(hemolytic uremic syndrome) 15
hypereosinophilic syndrome 11

I

IAP(immunosuppressive acidic protein) 68, 69
IFN-γ(interferon-γ) 64
Ig(immunoglobulin) 28
IgM型 54
IGRA(interferon-gamma release assay)
　65

IL-1(interleukin-1) 46
IL-6(interleukin-6) 46
immunoglobulin(Ig) 28
　── M型 54
immunosuppressive acidic protein
　(IAP) 68
INR(international normalized ratio)
　17
interferon-gamma release assay
　(IGRA) 65
interferon-γ(IFN-γ) 64
interleukin-6(IL-6) 46
international normalized ratio(INR)
　17
international sensitivity index(ISI) 17
ISI(international sensitivity index) 17

J

Japan Diabetes Society(JDS) 31
JDS(Japan Diabetes Society) 31

K

KDIGO(Kidney Disease Improving
　Global Outcome) 73
Kidney Disease Improving Global
　Outcome(KDIGO) 73

L

lactate dehydrogenase(LDH) 21, 22
LAP(leucine aminopeptidase) 24
　── の基準値 25
large granular lymphocyte 15
LDH(lactate dehydrogenase) 21, 22
　── アイソザイム 23
LDL(low-density lipoprotein) 34
leptocyte 14
leucine aminopeptidase(LAP) 24
lipase 42
lipoprotein lipase(LPL) 35
low-density lipoprotein(LDL) 34
LPL(lipoprotein lipase) 35

M

Mタンパク 29
　── 血症 28, 29
macrocyte 14
matrix metalloproteinase 3(MMP-3)
　50
May-Hegglin症候群 15
MDS(myelodysplastic syndrome) 15
mean platelet volume(MPV) 13

MGUS(monoclonal gammopathy of
　undetermined significance) 29
microcytic hypochromic 14
MLC(myosin light chain) 41
MMP-3(matrix metalloproteinase 3)
　50
monoclonal gammopathy of undetermined significance(MGUS) 29
MPV(mean platelet volume) 13
myelodysplastic syndrome(MDS) 15
myosin light chain(MLC) 41

N

N末端BNPフラグメント 58
National Glycohemoglobin Standardization Program(NGSP) 31
NGSP(National Glycohemoglobin Standardization Program) 31
non-Hodgkin lymphoma 47
NT-proBNP 58
NTX 61

O

OGTT 31
ovalocyte 14

P

P-アミラーゼ 42
Paget disease 25
paroxysmal nocturnal hemoglobinuria
　(PNH) 9
past history 2
Pelger-Huët anomaly 15
Ph染色体 11
PICP 61
PINP 61
PIVKA-Ⅱ(protein induced by vitamin
　K absence-Ⅱ) 17, 66
Plummer病 63
PNH(paroxysmal nocturnal hemoglobinuria) 9
poikilocyte 14
polychromatophilic 15
PR(prothrombin ratio) 17
present history 2
prostate-specific antigen(PSA) 66
protein induced by vitamin K absence-
　Ⅱ(PIVKA-Ⅱ) 17, 66
prothrombin ratio(PR) 17
prothrombin time(PT) 16
PSA(prostate-specific antigen) 66,
　68

PT(prothrombin time) 16
PYD 61

R

RA(rheumatoid arthritis) 50
RA particle agglutination(RAPA) 51
RAPA(RA particle agglutination) 51
RBC(red blood cell count) 6
receiver operating characteristics curve(ROC 曲線) 5
red blood cell count(RBC) 6
reference interval 4
reticulocyte 8
RF(rheumatoid factor) 50
rheumatoid arthritis(RA) 50
rheumatoid factor(RF) 50
ribonucleic acid(RNA) 38
RNA(ribonucleic acid) 38
ROC 曲線(receiver operating characteristics curve) 5
Rotor 症候群 27
rouleau formation 15

S

S-アミラーゼ 42
schistocyte 15
SD(standard deviation) 4
sdLDL(small dense LDL) 35
sensitivity 5
SFMC(soluble fibrin monomer complex) 18
shift reticulocyte 8
sickle cell 14
Sjögren syndrome 43, 47
SLE(systemic lupus erythematosus) 47

small dense LDL(sdLDL) 35
soluble fibrin monomer complex (SFMC) 18
specificity 5
spherocyte 14
standard deviation(SD) 4
Sternheimer-Malbin 染色 78
Still 病 47
stomatocyte 14
systemic lupus erythematosus(SLE) 47

T

T_3 62
T_4 62
target cell 14
TBG(thyroxine-binding globulin) 62
tear-drop cell 14
Tg(thyroglobulin) 62
thrombocytopenia 13
thrombocytosis 13
thrombotic thrombocytopenic purpura (TTP) 15, 23
thyroglobulin(Tg) 62
thyroid-stimulating antibody(TSAb) 63
thyroid-stimulating hormone(TSH) 62
thyrotropin-releasing hormone(TRH) 62
thyroxine-binding globulin(TBG) 62
TIBC(total iron binding capacity) 32, 33
tissue plasminogen activator(tPA) 18
tissue polypeptide antigen(TPA) 68
TNF-α(tumor necrosis factor-α) 46
TnT(troponin T) 41

total iron binding capacity(TIBC) 32
tPA(tissue plasminogen activator) 18
TPA(tissue polypeptide antigen) 68, 69
TPOAb 63
TRAb 63
TRACP 61
TRH(thyrotropin-releasing hormone) 62
troponin 49
troponin T(TnT) 41
TSAb(thyroid-stimulating antibody) 63
TSH(thyroid-stimulating hormone) 62
── 受容体 62
── 受容体抗体 63
TTP(thrombotic thrombocytopenic purpura) 15, 23
tumor necrosis factor-α(TNF-α) 46

U

UIBC(unsaturated iron binding capacity) 32, 33
UN(urea nitrogen) 36
UN/Cr 37
unsaturated iron binding capacity (UIBC) 32
urea nitrogen(UN) 36

V

VLDL 34

| 一目でわかる臨床検査　第2版 | 定価(本体2,800円+税) |

1999年5月25日発行　第1版第1刷
2011年3月25日発行　第2版第1刷Ⓒ

著　者　松野　一彦
　　　　（まつの　かずひこ）
　　　　新倉　春男
　　　　（にいくら　はるお）
　　　　前川　真人
　　　　（まえかわ　まさと）

発行者　株式会社 メディカル・サイエンス・インターナショナル
　　　　代表取締役　若松　博
　　　　東京都文京区本郷 1-28-36
　　　　郵便番号 113-0033　電話(03)5804-6050

印刷：三美印刷／表紙装丁：デザインコンビビア

ISBN 978-4-89592-672-0　C 3047

JCOPY 〈(社)出版者著作権管理機構　委託出版物〉
本書の無断複写は著作権法上での例外を除き禁じられています．複写される場合は，そのつど事前に，(社)出版者著作権管理機構（電話 03-3513-6969，FAX 03-3513-6979，info@jcopy.or.jp）の許諾を得てください．